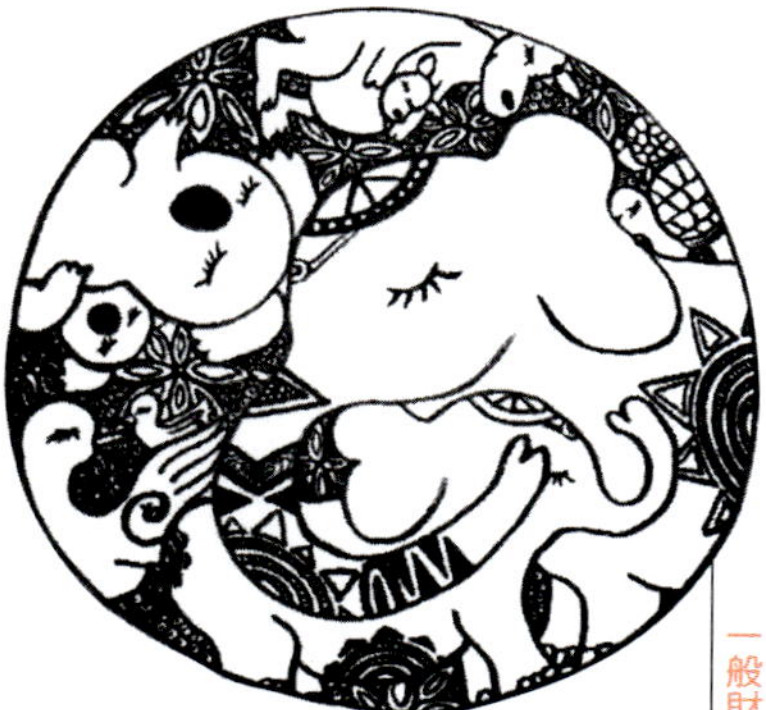

一般財団法人やさしい街
音成脳神経内科・内科クリニック院長
久留米大学医学部臨床教授
音《ね》成《しげ》龍《りゅう》司《じ》

アルツハイマー病は、予防できる時代になり、治る時代へと突入した。

笑顔が一番の薬

笑《え》顔《がお》の認《にん》知《ち》症《しょう》

三十歳代より忍び寄る認知症、子どもや若者も読んでほしい。

図書出版のぶ工房

［装幀］遠藤　薫
［挿絵］吉末瑞菜

はじめに

音成《ねしげ》龍司《りゅうじ》

様々な病気で苦しむ人、様々な理由で社会的に弱い立場にある人が、生活しやすい「やさしい街」を実現させるために、二年前に『一般財団法人やさしい街』を立ち上げました。その一つとして、認知症のため活動されているキャラバンメイト（24ページ参照）の要請を受けこの本を書きました。完成に四年の歳月を要しました。長くかかった理由の一つに、認知症の領域は新しく、予防や治療の新しい知見が次々に出てくるため、何回も加筆や変更を余儀なくされたからです。医師も戸惑っている分野です。ただ、未来永劫変わらないことが二つあります。一つは認知症には笑顔が大切であることです。二つ目は、医師が外来で治療していても、徘徊や暴言等を見ることがなく、外来ではアルツハイマー型認知症の方は礼儀正しく、その場を取り繕うのが上手で、医者は事の重要性が分かっていないことがあります。ですから、治療は医者任せでなく、本人、家族、周りの人々の四人五脚で治療していくことが大切だという事です。そのためには子どもから高齢者までが認知症を理解することが必要です。この本は小学生から高齢者まで理解しやすいように分かりやすく書きました。

この本に流れるテーマは笑顔（ほほ笑み）です。何かとストレスの多い社会を生き抜くうえで、笑顔は極めて重要です。アルツハイマー型認知症は若い頃より徐々に忍び寄ってきています。若いときから笑顔を心がけ、この本に書いていることを実践していけば、アルツハイマー型認知症を予防できるでしょう。また、認知症の診断を受けた方も、早期ならば回復できる時代へと突入しました。認知症がすでに進行し回復できなかったとしても本人および周りの人たちの笑顔で日々の悩みを乗り越えられるでしょう。これらの笑顔は心からの笑顔です。作り笑いではありません。

小学生は主に第1章の物語を、若者は生き方を綴った第3章を、医師は復習のつもりで第4章の治療を、認知症にかかわっている人は全部を読んでほしいです。日本医師会や日本神経学会のガイドラインを参考にし、学術的なことも織り交ぜています。医師を含む医療・福祉・介護系の方々にも読んでいただければ幸いです。

平成三十年（二〇一八）十月

Neshige Ryuji

笑顔の認知症

［目次］

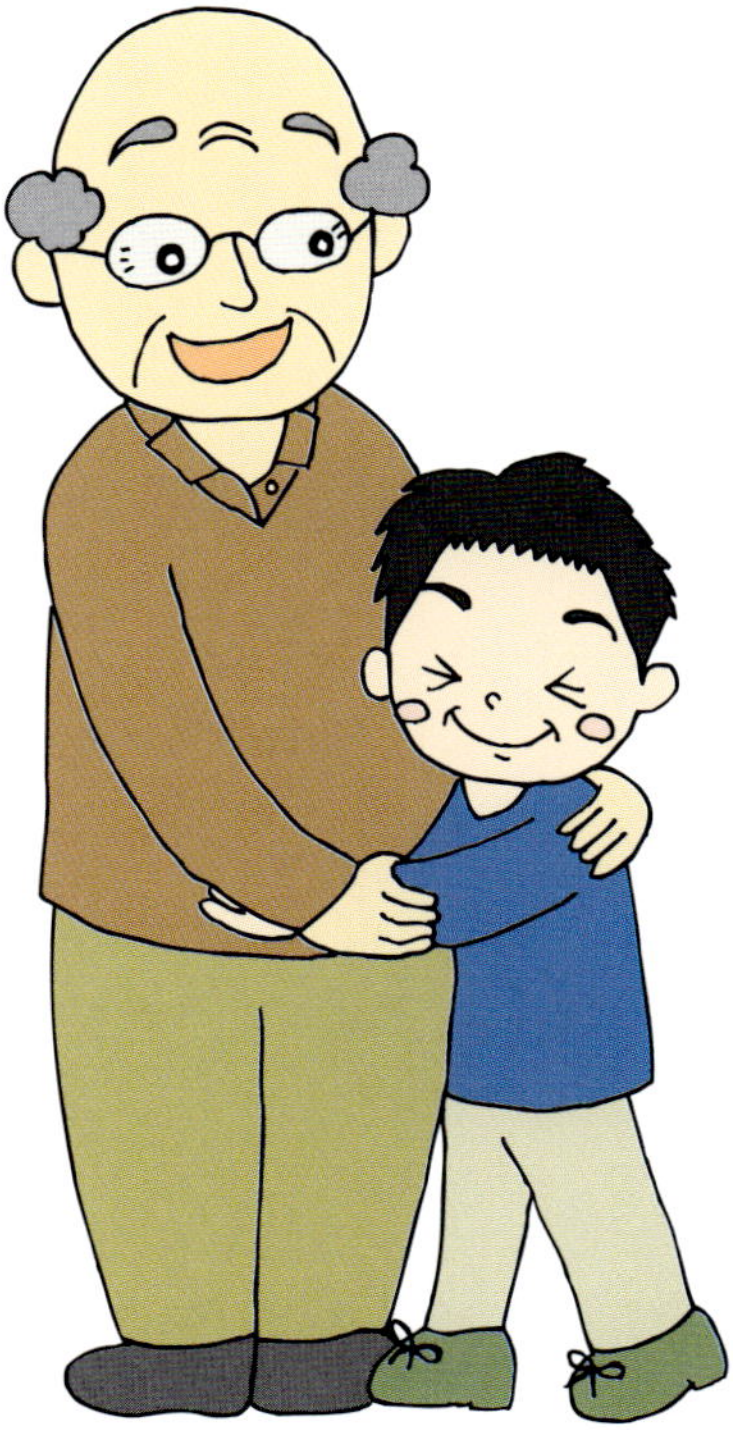

Chapter
1 物語、とうさん、おれ、おれ

［認知症公開講座］（主催：音成龍司）

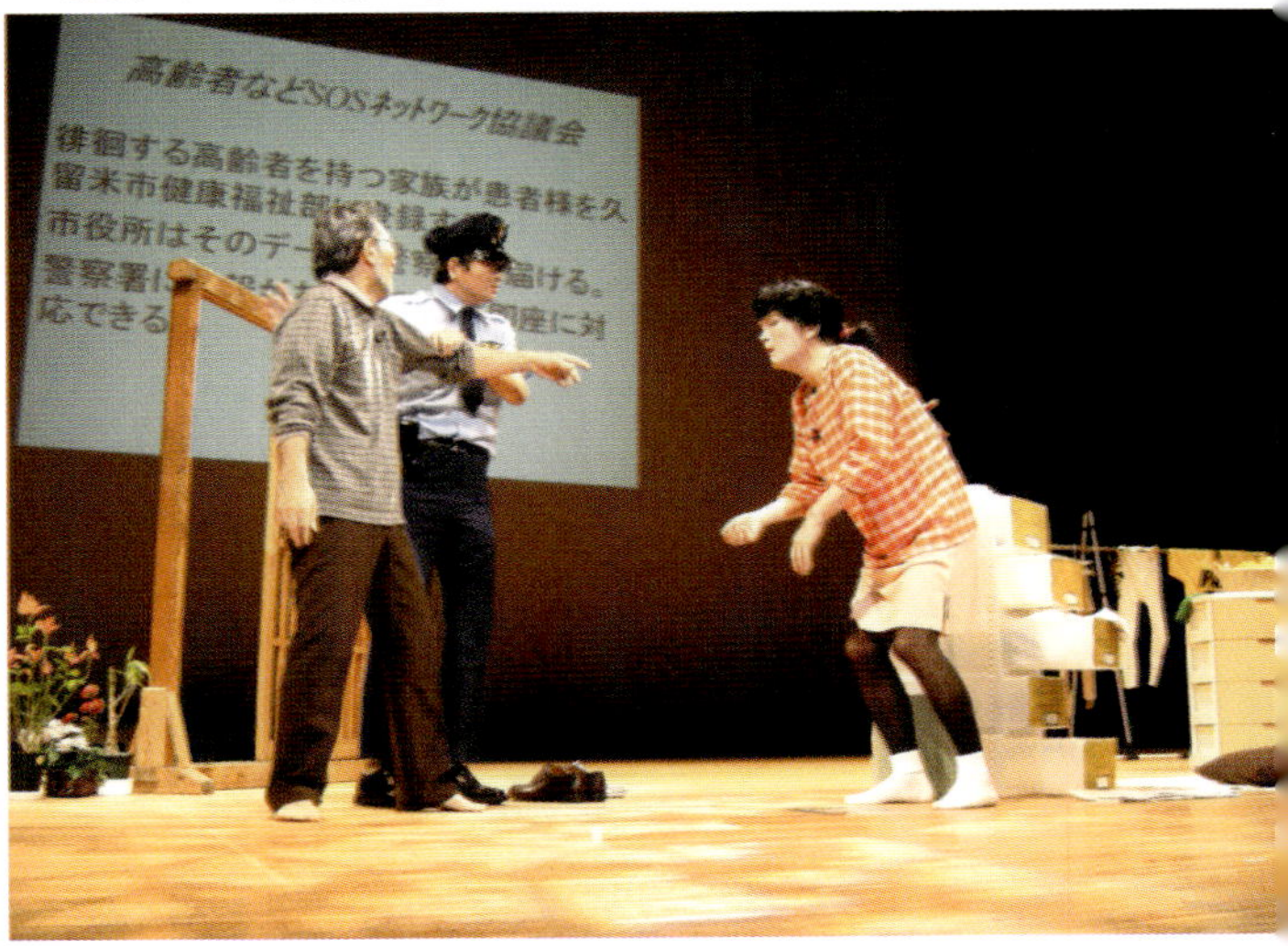

◆Chapter 1の元になった寸劇　寸劇原作・妻良子役：久留米大学精神科教授森田喜一郎、お巡りさん役：久留米大学脳神経外科主任教授森岡基浩、おじいさん役：著者。石橋文化ホールに於いて［平成23年 7 月］

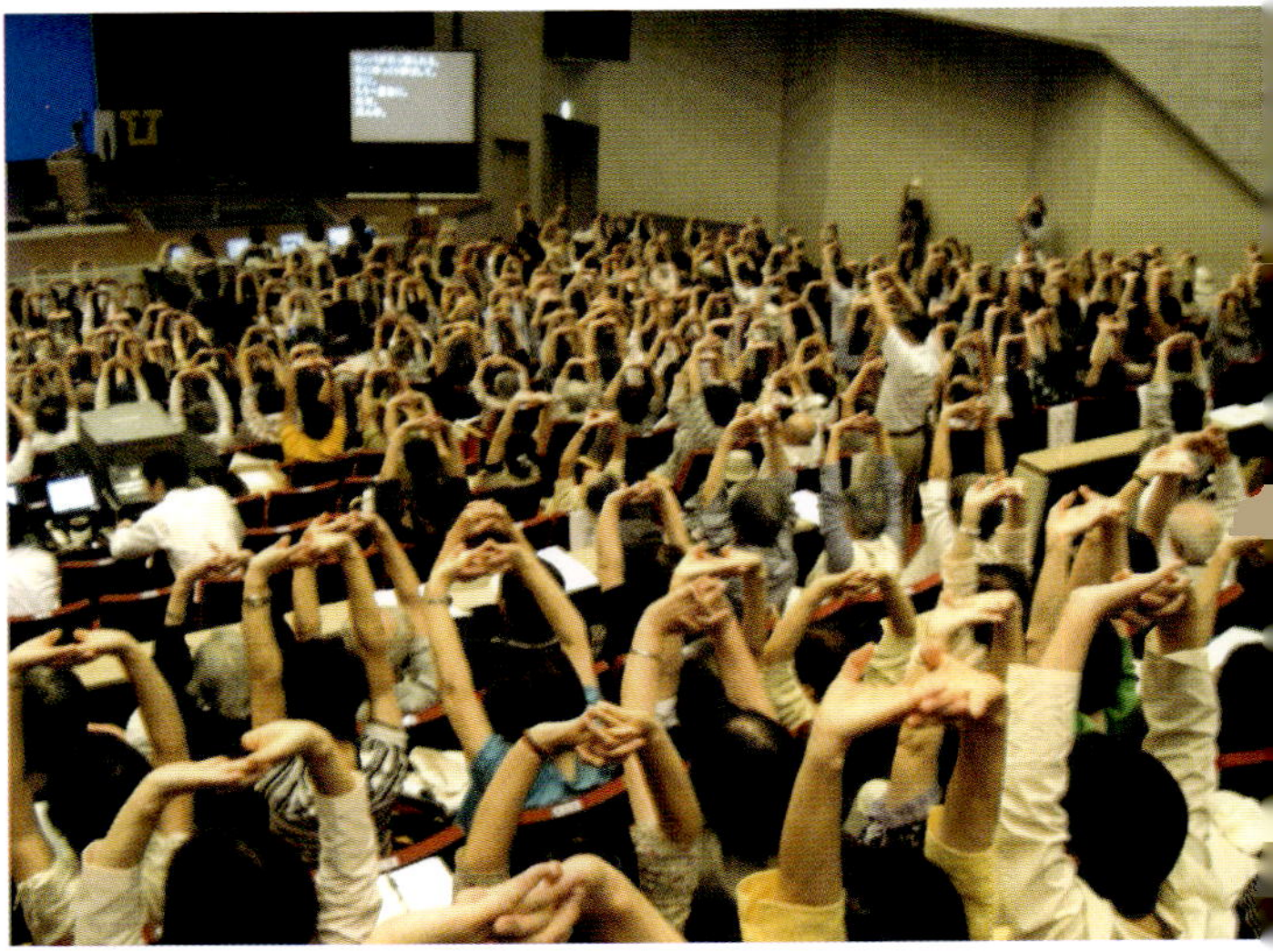

◆満員の聴衆の皆さん

［この物語の登場人物］

笑《え》上《がみ》家

夫　守（まもる）　医師

妻　良子（よしこ）　主婦

子　良太（りょうた）　小学生

おじいさん　隆二（りゅうじ）　元学者

おばあさん　幸子（さちこ）　※故人

お巡りさん

キャラバンメイト　大西笑美（おおにしえみ）

一、認知症の基礎

グラ～グラ～～～、グラ～～～～、……

グラ～～～～～、守さんは思わず飛び起き、

「ゆれたぞ、ゆれてる～……地震か～？…………、おお止んだかな」

と、言いながら、恐《おそ》る恐る電気をつけました😓。

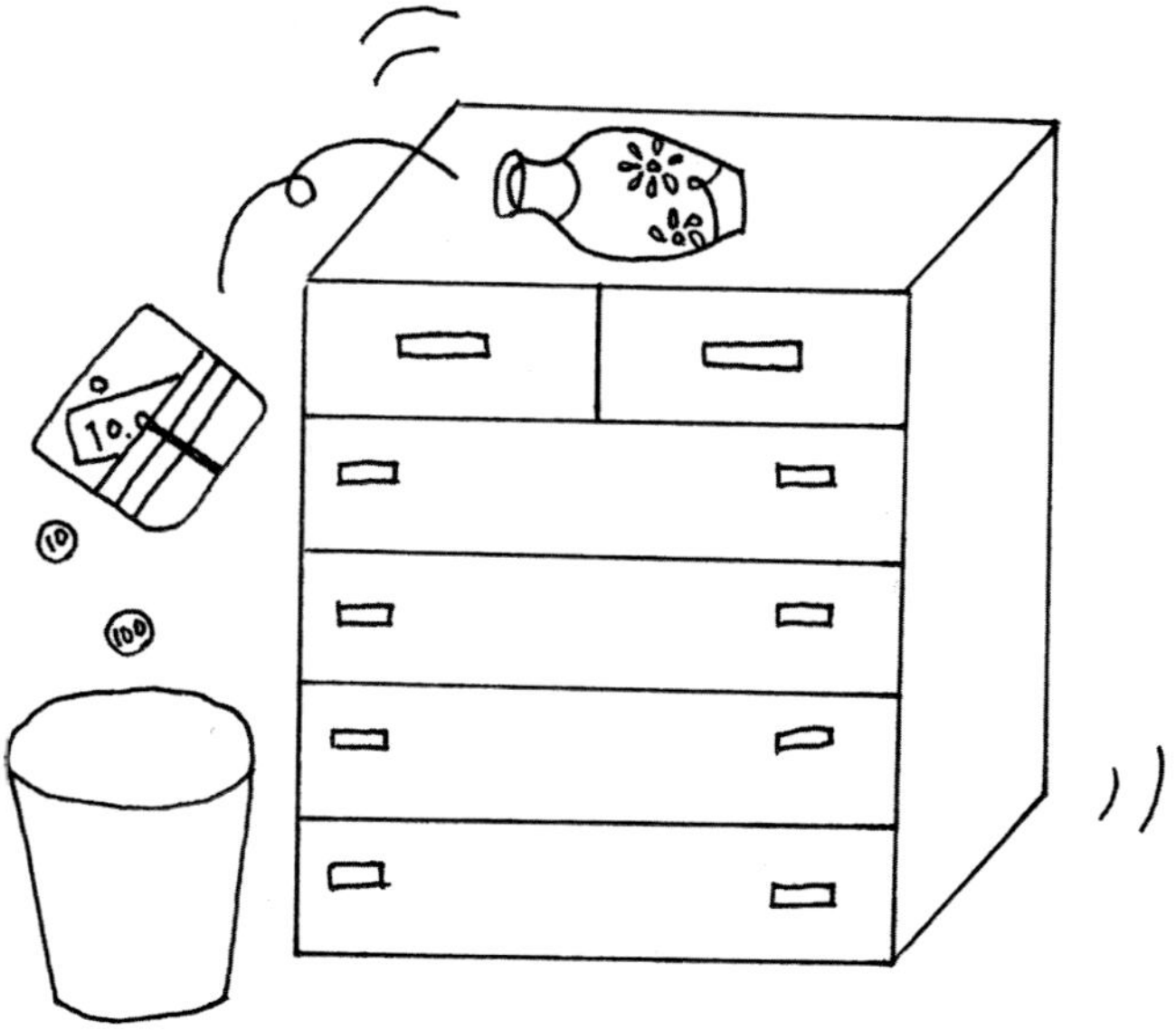

目を覚ました妻の良子さんも、はっと体を起こし

「あっ、良太！　お義父《とう》さんは大丈夫《だいじょうぶ》かしら？　見てくるわ！」と部屋を飛び出しました。

時計を見ると午前一時二十五分でした。

階下《かいか》より戻って来た良子さんは、少し落ち着きを取り戻して、

「良太は寝ぼけ眼《まなこ》だったけど私の顔を見たらまた寝てしまったわ。お義父さんはいびきをかいて寝てたわ。幸せそう！　タンスの上の置物《おきもの》が倒《たお》れていたぐらいでよかった！」

と、電気がついた部屋を見回し、胸《むね》をなでおろしました。

笑《え》上《がみ》家は、福岡県久留米市の住宅街《じゅうたくがい》にあります。

近年《きんねん》は、若者が大都市に流出《りゅうしゅつ》し、高齢化《こうれいか》が進み、近所のおじいさんやおばあさんも一人暮らしだったり施設《しせつ》に入るなどで空き家も増えてきたので、町が閑散《かんさん》としています。また、高齢化とともに認知症の患者《かんじゃ》さんも増え、高齢者向けマンションが次々と建ち始めました。

おじいさんの隆二さんは、現役時代は大学で教鞭《きょうべん》をとり、熱心な生物研究家でもありました。ところが、三年ほど前から性格が変わったかのように怒りやすくなり、良子さんとのいざこざが起きるようになりました。他人には温和《おんわ》なのに家族には強気でした。物忘れがだんだんと強くなり、ちょっと前のことも忘れる（近時記憶障害《きんじきおくしょうがい》＊（１））ようになっていました。

家族みんなが、変わり果《は》てたおじいさんを心配し、病院に

＊（１）
近時記憶障害とは別のことが頭に入った後に前のことを忘れることです。

連れて行ってＭＲＩ検査《けんさ》をしたら、海馬《かいば》*（2）が軽度《けいど》に小さくなっていて（萎縮《いしゅく》）、アルツハイマー型認知症と診断《しんだん》されました。また高血圧と糖尿病《とうにょうびょう》もみられ、守さんが開業《かいぎょう》しているクリニックに通院し、薬を服用《ふくよう》することになりました。

おじいさんは息子の妻の良子さんを五年前に亡《な》くした自分の妻《つま》の幸子さんと間違《まちが》え、良子さんが外出から帰ってくるたびに、

「わしをほったらかして、どこに行っていたんじゃ、見たぞ、昨日《きのう》も男とイチャイチャしていたな」

と、嫉妬妄想《しっともうそう》*（3）を抱《いだ》くようになり、

「おまえなんか、出て行け」

と、急に怒りだしたり悪態《あくたい》をついたりするのです。

でも、調子が良いときもあるので、介護《かいご》は良子さんに全面的に任されていました。しかしこんなことがたびたび起こると、介護《かいご》疲《つか》れもピークになり、良子さんは、ひとりの時間がほしいと思い始めました。

医師の守さんも認知症の進行防止のためには他人と交わる

---

*（2）
両耳のところにある側頭葉《そくとうよう》の下面に海馬があります。近時記憶の中枢《ちゅうすう》です。

*（3）
認知症になる危険性《きけんせい》が高くなります。倍率《ばいりつ》は以下の通り。
高血圧　四～十倍、ただし高齢者では少し高くてよく、認知症患者《とうにょうびょう》は過度《かど》に降圧《こうあつ》しない。
糖尿病　二～四倍
嫉妬《しっと》深い人　三倍

*（4）
デイケアとデイサービスは、よく似たことばですが、デイケアはリハビリが義務《ぎむ》づけられ、デイサービス（通所介護《つうしょかいご》）は義務ではありません。

ことが必要だと理解していましたし、おじいさんが良子さんと二人でいると喧嘩《けんか》ばかりするので、デイケア*(4)（通所リハビリ）に行くほうがよいと判断《はんだん》しました。そのためには、介護認定が必要ですので、市に介護《かいご》申請《しんせい》を行い、要介護２で週に三度ほど、デイケアに通うようになりました。

二、患者の事実と家族の苦痛

久しぶりに好天《こうてん》に恵まれ、窓から太陽の暖《あたた》かい日差しが差し込んでいました。アルツハイマー型認知症のおじいさんは居間《いま》で椅子《いす》に座《すわ》ったまま、ガー、ガー〜〜と大きなイビキをかいて寝《ね》ていました。

それがしばらく静かになったかと思うと、

『あ、あ〜、えぇー』

と、苦しそうにノドから声を出し、

『ううん、う、うぐ』

と、胸《むね》を震《ふる》わせながら目を覚ましました。

静かになったのは、その一分三十秒ほどの間、おじいさんの息が止まっていたからでした*(5)。

---

*(5)
これは睡眠時《すいみんじ》無《む》呼吸症候群《こきゅうしょうこうぐん》と呼びます。多くは、喉《のど》の周りの筋肉が気管を押しつぶすために起こります。息が止まっている間、脳への酸素不足になり、認知《にんち》機能《きのう》は低下します。治療法《ちりょうほう》は横になって寝ること、やせること、簡単な人工《じんこう》呼吸《こきゅう》器《き》（ＣＰＡＰ）をつけることがあります。

おじいさんは、目を覚まし、あたりを見回し、

「幸子、幸子ー、お茶！」

と、おばあさんの名前を呼びました。

良子さんが
「おばあさんは五年前になくなったでしょう？」

と、言っても、

「幸子がさっきそこで食事の準備《じゅんび》をしていたぞ」

「それは私です」

「早くお茶をくれ！」

洗濯《せんたく》をしていても、来客《らいきゃく》の相手をしていても
「幸子ー、幸子ー」

と、何度も呼びつけるので、良子さんはおじいさんのところに詰《つ》め寄《よ》り、

「もういい加減《かげん》にしてください。ボケちゃったんですか！　さっきもお茶を出しましたよ」

そう言《い》い捨《す》て、庭に出ました。するとまた、

「幸子、幸子」

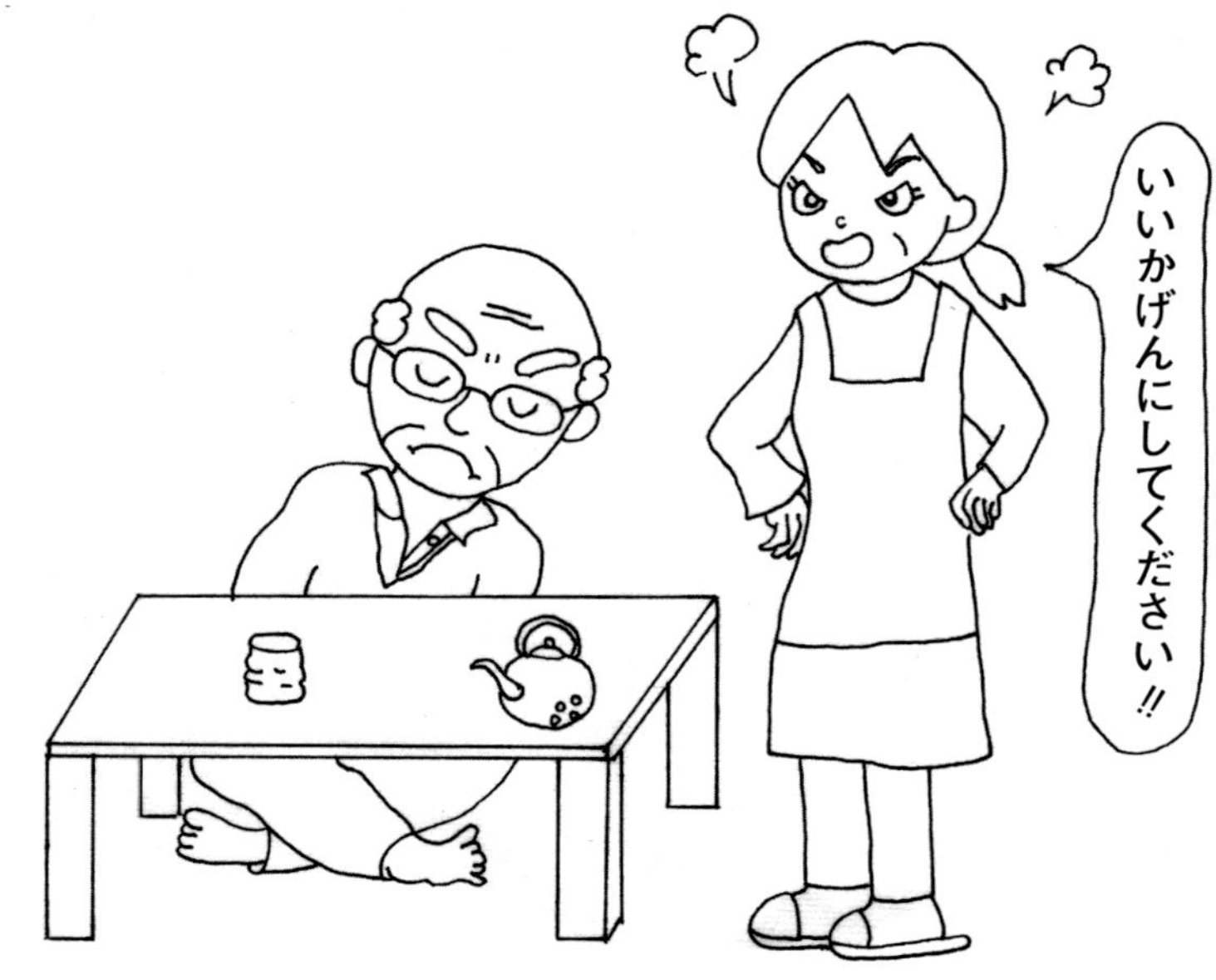

と、呼ぶ声がします。

良子さんのイライラは増すばかりでしたが、我慢《がまん》しながらも黙《だま》って洗濯物《せんたくもの》を干《ほ》し続けました。なんだか頭がおかしくなりそうです*(6)。

すると自宅に車が近づいてきました。守さんの幼《おさな》なじみの小熊君の車でした。良子さんは車に近づき、運転していた小熊君に笑いかけました。そして、髪《かみ》が薄《うす》くなり、茶色に染《そ》めていた小熊君の頭をなでながら、

「どうしたんね、髪もこんなに寂《さみ》しくなって！」

と、笑いながら車の中を覗《のぞ》くと、助手席《じょしゅせき》を見て良子さんの顔は凍《こお》りつきました。助手席に小熊君は座《すわ》っています。なんと運転していたのは小熊君の父親だったのです。仰天《ぎょうてん》した良子さんは自分の勘違《かんちが》いに気づき平謝《ひらあやま》りです*(7)。小熊君は、良子さんから守さんはすでに病院に行ったことを告《つ》げられると、帰って行きました。車がバックで庭から出る時、塀《へい》にぶつかりそうになりました。車も動揺《どうよう》しているようでした。どうしてこんな失敗《しっぱい》をしたのか恥《は》ずかしくなりました。良子さんは

*(6) 否定《ひてい》したりしないことです。訂正《ていせい》すると関係が悪化するだけです。大事なのは笑顔です。

*(7) 良子さんは友達と彼の親を間違《まちが》いました。これは認知症の始まりですか？ ☞すぐに訂正《ていせい》していますので、オッチョコチョイなだけでしょう。

車が見えなくなるまで、何回もお辞儀《じぎ》を繰《く》り返《かえ》しました。

　十時から十三時まで良子さんは近くの薬局《やっきょく》で薬剤《やくざい》師《し》として働いています。仕事がどんなに忙《いそが》しくてもおじいさんと一緒《いっしょ》に家にいるより楽な気分になるのです。午前中、おじいさんは自宅で一人になります。ぼーっとしているような、何となくテレビを見ているような、うたたねしているような、ほぼ同じ格好《かっこう》で座ったままです。

　お昼前『リーン　リーン』

と、家の電話が鳴りました。ずっと鳴り続けるので、

「幸子、電話。おい、幸子、幸子」

と、呼びますが返事がありません。*(8)

誰《だれ》もいないようなので、おじいさんは不安そうに電話をとりました。

「もしもし、笑上です」

「あ、とうさん？　さっき車で昼ご飯を食べに出たら、事故をおこしてしまった。僕が悪かったんだけど相手が百万円で示談《じだん》してくれると言っている。裁判《さいばん》になったら診察《しんさつ》できなくなると

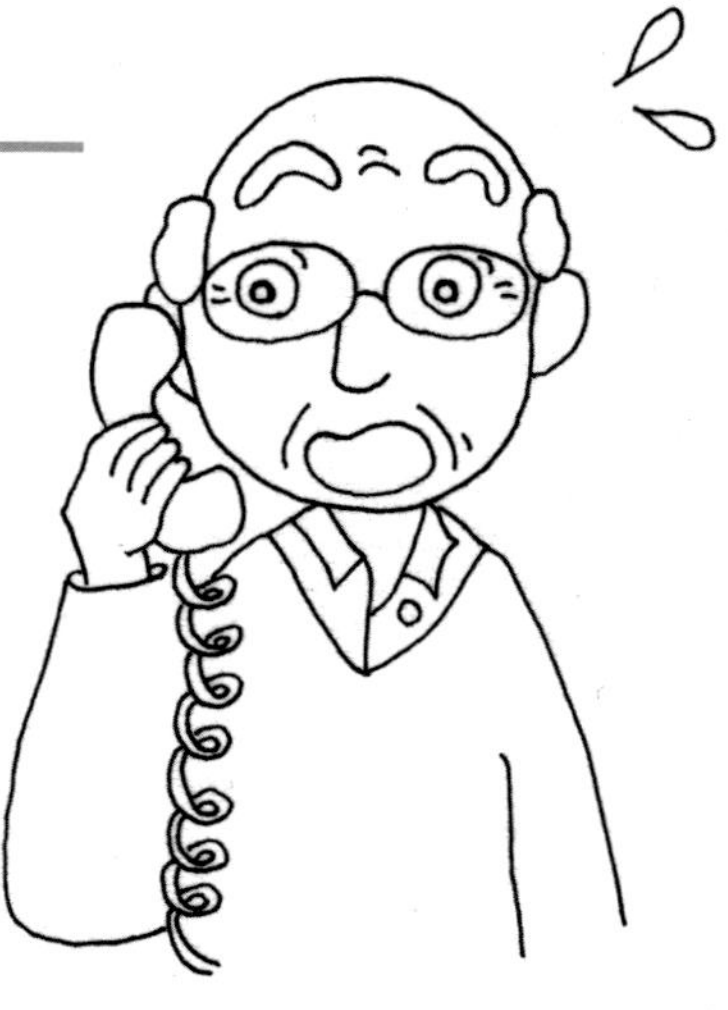

＊(8)
電話でのトラブルを予防するために、自動録音装置《じどうろくおんそうち》を取り付けることができます

思う。だからとうさんお願い。あとで返すから、百万円すぐ用意して。お願いだよ。後でもらいに行くからね。連絡するよ」

おじいさんは、

「おーそれは大変だ。わかった。すぐ用意する」

と、答え、

「大変だ、守が事故にあった。大変だ、困っている。百万円、百万円〜〜」

と、何度もつぶやきました。

おじいさんの頭の中はお金のことでパニック状態《じょうたい》になっています。おじいさんは慌《あわ》てて財布《さいふ》を探しましたがありません。いつも置いている棚《たな》の上にもありませんでした。次第《しだい》に、不安と怒りがこみ上げ、顔がこわばってきました。そこに良子さんが仕事から帰ってきました。

「おれの財布は？　財布は？　カードは？　お金はどこだ！　どうしよう、あ〜」

と、つぶやきながらうろたえています。

良子さんはおじいさんを無視《むし》して、洗濯物《せんたくもの》を取り込み始めました。

「幸子、おれの財布、知らないか？　財布、お金、お金」

事情を知らない良子さんは、

「忙しいから後にしてください*(9)」

と、邪険《じゃけん》にしました。


---

*(9)

問題が起きた時、すぐに解決してあげないと一日中不機《ふき》嫌《げん》です。

「幸子！　おれのお金を盗《と》ったんだろう、隠《かく》しただろう！◇」と詰《つ》め寄《よ》り、良子さんを睨《にら》み付けました。良子さんは、

「何を言うんですか、お義父《とう》さん！　私そんなことをしていません。いいかげんな事言わないでくださいよ」

と、反論《はんろん》しました。

「あ〜あ、お義父さん、本当にボケてしまって。これ以上ボケたら面倒見《めんどうみ》れませんよ。守さんは、私ばかりに自分の親を介護《かいご》させて、自分は何もしない、あ〜、もう疲《つか》れました」

と、吐《は》き捨《す》てて、その部屋を出て行こうとしました。

「お金を返しなさい。お金がないと、困るのだ。本当に嫌《いや》な嫁《よめ》だ。早く返せ」◇

おじいさんが良子さんの手を掴《つか》みかかろうとすると良子さんはおじいさんの手を振《ふ》り払《はら》いました。

「どうせ、私は嫌な嫁です。自分で置き忘れたくせに。私は知りません。ひとりで探してください」

おじいさんは、

「このどろぼう」

と、言いながら必死で良子さんの腕《うで》をグイと引っぱりました。

「何を言うんですか。私は、どろぼうではありません」

と、思いっきり突《つ》き飛《と》ばしました。大きな音を立て、おじいさんは後ろ向きに倒《たお》れました。

それでもおじいさんは立ち上がり、電話をかけようとしますができません。

「電話番号は・・・・警察《けいさつ》は何番じゃ、お前が警察に電話しろ！」

良子さんは顔が赤くなり、

「何で、私が警察に電話しなければならないの！　もうやめて！」

と、叫《さけ》びました。

おじいさんと良子さんの受話《じゅわ》機《き》の取り合いが始まりました。

怒ったおじいさんは、

「警察に行く」

と、言って、良子さんの腕を払い玄関を出て行きました。

「警察、警察、警察」

と、つぶやきながら警察署《けいさつしょ》の方を目指しました。

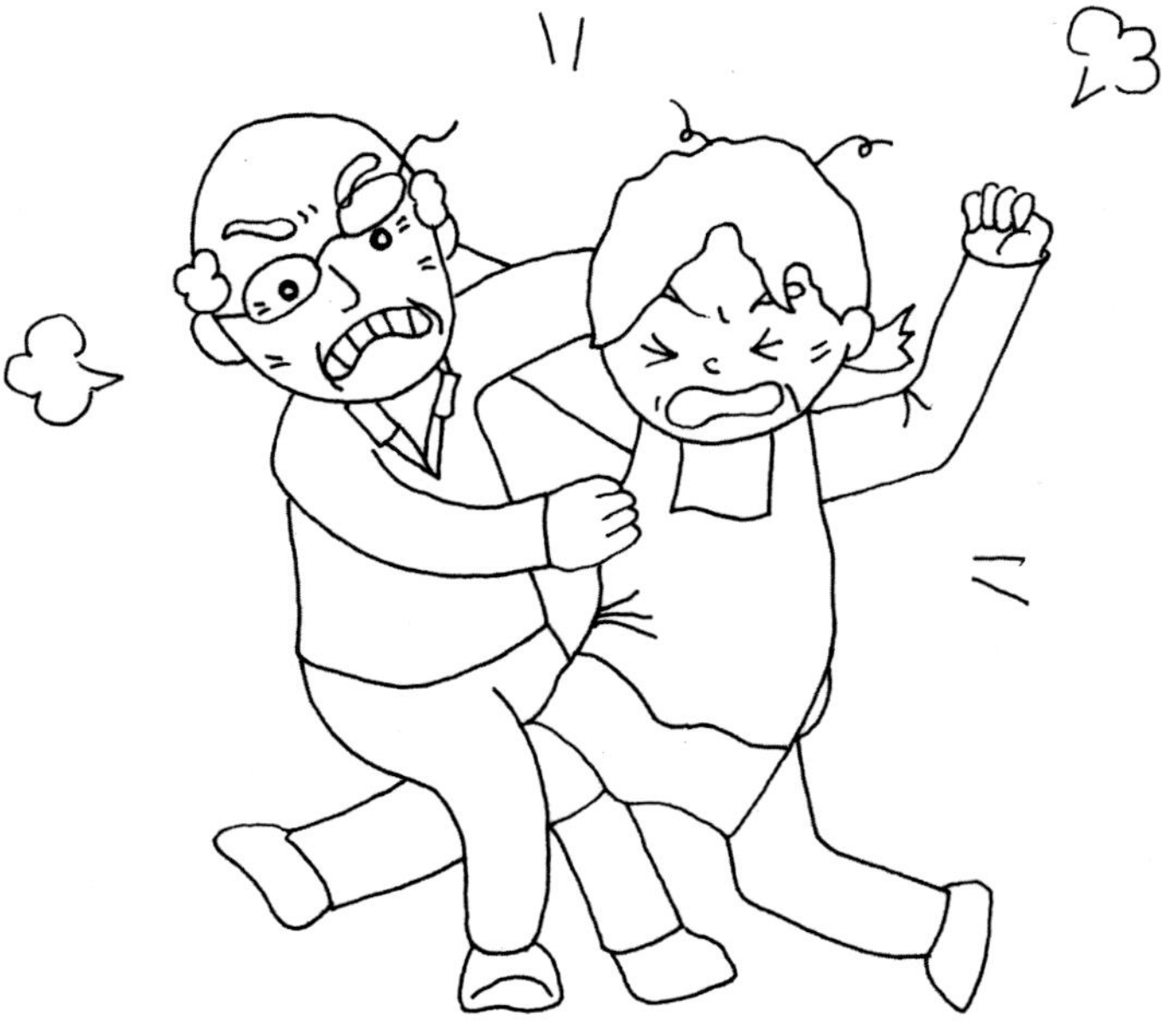

良子さんは、

「ああ～こんなに一生懸命《いっしょうけんめい》に世話しているのに、なんで？　なんで私がどろぼうなの？　どうしたらいいの、もう、死にたい！　私の方が出て行きたい。あぁ～、もう、こんな家にいたくない」

悲痛《ひつう》な思いに駆《か》られ、*(10)しばらく涙が止まりませんでした。

泣きながら旅行かばんを取り出し、荷物を入れ始めました。

そして、家を出て行ったのです。

四年生になる良太君が帰ってきました。

「ただいま～」「…………」

「誰《だれ》もいないの！　ただいま～～」

「…………」

居間《いま》を開けるとおじいちゃんもいません。

「おかあさーん、おじいちゃ～ん。誰もいないの～、」

良太君はぽつんとなってしまいました。

その頃、良子さんは実家に帰るため、駅のホームのベンチに座って電車を待っていました。頭はうなだれ、放心状態《ほうしんじょうたい》で

*(10)　なぜ、良子さんは苦しんでいるのですか？

☞一人で抱え込んでいるからです。

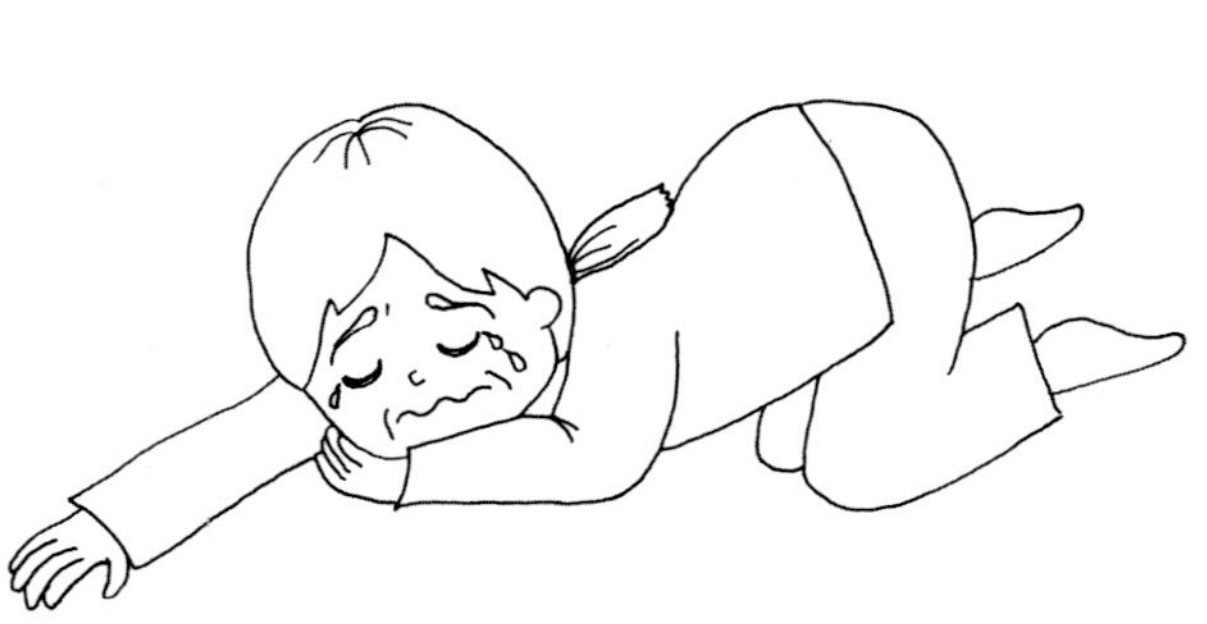

した。ホームに電車が入ってきました。電車に乗ろうとしましたが、足が出ませんでした。出てきたのは大粒《おおつぶ》の涙でした😢。その涙は介護の苦労をわかってもらえない悔《くや》しさからではありませんでした。確《たし》かにおじいさんとの衝突《しょうとつ》が家を飛び出したきっかけだったのですが、おじいさんがまだ元気だった頃、とてもかわいがってもらったこと、そして置いてきた良太君のことが思い出されたのです。積み重なったストレスでイライラがたまり、お義父さんに辛《つら》く当たってしまった。認知症という病気のお義父さんの気持ちをわかってあげていなかったのではないか？と様々《さまざま》なことが思い出されました。

良子さんは、スッとベンチから立ち上がり、認知症のことをもっと勉強して、もう一度やり直そうと誓《ちか》いました😐。

良子さんは、

「ただいま～」

と、何もなかったように帰ってきました。

頬《ほお》を赤くして良太君が、

「どこに行っていたの、おじいちゃんもいないし心配していたんだよ」

「ごめんね。おじいちゃんとけんかになったの。おじいちゃんさっき警察《けいさつ》に行くといって出て行ったわ。心配だから探しに行くね。良太も一緒に探して」

徘徊《はいかい》しながらおじいさんはなぜ自分が歩いているのかどこに行くのか忘れてしまっています。

道でつまずきそうになったり、震《ふる》えたり不安な表情をしたかと思えば、イライラして拳《こぶし》をあげたりしています。通りすがりの人は、おじいさんが声をかけても、逃《に》げるように離《はな》れていきました。*(11)おじいさんはバスターミナルに行きました。現役《げんえき》のとき大学への通勤《つうきん》に使っていたバス停です。

そこに東京行きの高速バスが来ました。おじいさんがバスに乗り込もうとしたとき、巡回中の若いお巡《まわ》りさんが制止《せいし》してくれました。もし、乗ってしまったら知らない街《まち》に行ってしまい、年間一万人以上いる認知症行方不明者《ゆくえふめいしゃ》の一人になっていたかもしれません。おじいさんは不安そうにまた歩き出しました。

お巡りさんは、老人の行動の一部始終《いちぶしじゅう》を見ていておかしいと思い、しばらく一緒に歩いてあげました。そして後ろから声を掛《か》けるのではなく、おじいさんの前に回り、目線を同じ高さにして、敬礼《けいれい》をし、少し緊張気味《きんちょうぎみ》*(12)に、

「私は中央町派出所《はしゅつしょ》の森《もり》です。お名前は何と言われますか」

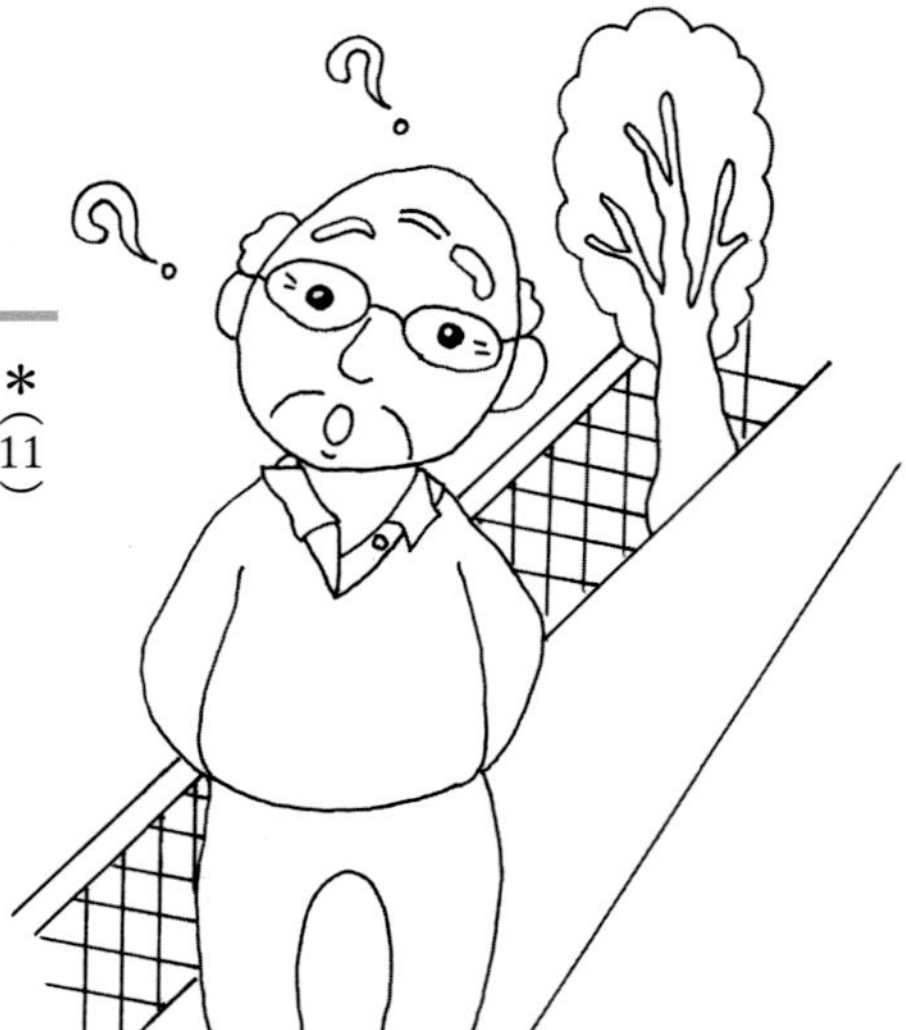

*(11)「徘徊《はいかい》」は理由なくうろうろすることですか?

☞違います。徘徊には必ず理由があります。このおじいさんの場合は警察に行くことでした。

*(12)警察官《けいさつかん》はなぜすぐに声を掛《か》けなかったのですか?

☞不意《ふい》に後《うしろ》から声を掛《か》ける

お巡りさんの顔を見たおじいさんは、「おまえがやったんだろ！」と、机を叩《たた》きながら怒《ど》なり声で言った警察官《けいさつかん》を思い出し、*(13)こわばりました◇。

おじいさんは若いとき痴漢《ちかん》に間違われ警察署で尋問《じんもん》を受けたことがあり、警察官に良い印象《いんしょう》を持っていないのです。しかしお巡りさんがおじいさんの耳元で低い声でもう一度丁寧《ていねい》に尋《たず》ねると、おじいさんは「笑上」と答えました。*(14)

「住所はどこですか？」

「駅前の、満州《まんしゅう》の隣じゃ、いやー、満州《まんしゅう》の大連《だいれん》はよかったぞ。今より、よい暮《く》らしをしていたぞ。そのときテニスコートで妻《つま》と知り合った。きれいじゃったな〜。髪《かみ》が長く、留《と》めてた真っ白のヘアピンがサーブの時眩《まぶ》しく見えたのを覚えているよ。それが上手なんだ。プロ級だったな。まー、わしのほうがもっとうまかったな*(15)☺」

「ほう、そうでしたか。素敵《すてき》ですね。でも満州のおうちは遠いですね*(16)」

お巡りさんはにっこり笑って、

と不安がるからです。

*(13)
　物忘れがあるのに、昔のことが話せるのは、昔の記憶《きおく》は認知症が進行期になるまで保たれているからです。これを遠隔記憶《えんかくきおく》といいます。

*(14)
　高齢者《こうれいしゃ》になると低い音よりも高い音が聞き取りにくくなります。

*(15)
　これも昔の遠隔記憶が保たれているからです。

*(16)
　重要なポイントです。患者さんの言うことに対して、説《せっ》得《とく》したり、完全否定《かんぜんひてい》してはだめです。

「一緒《いっしょ》に帰りましょう」

と、言って駅のほうに歩き始めましたが、おじいさんは別の方向に歩いて行こうとしました。

「こっちですよ。おじいさんの家は駅のほうでしょう。家はこっち、こっちですよ」

と、言っても聞いてくれないので、お巡《まわ》りさんは焦《あせ》りだしました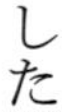。そこに、通りがかりのおばさんが、

「どうされたのですか」

と、声をかけてきました。彼女は認知症サポーターを示すオレンジリングを手首にはめた「キャラバンメイト」の一員《いちいん》でした。*(17)

「この人がおれをどこかにつれて行こうとするんじゃ」

と、おじいさんが答えると、お巡りさんは慌《あわ》てて両手《りょうて》を振《ふ》り、

「徘徊《はいかい》されていたので、自宅に一緒《いっしょ》に帰ろうとしていたのですよ」

「おじいさんのお名前はなんと言いますか」

「笑《え》上《がみ》隆二《りゅうじ》じゃ」


---

*(17)

キャラバンメイトは専門医《せんもんい》師《し》などから認知症の講習《こうしゅう》を受けた人達です。キャラバンメイトから一般の人が講義を受けるとサポーターとなりオレンジリングがもらえます。


*(18)

「SOS認知症地域ネットワーク」や「あんしん登録《とうろく》」は、家族が徘徊の可能性がある患者さんを本人の特徴《とくちょう》を添《そ》えて市役所に登録《とうろく》し、市役所は警察署、公共交通事業者《こうきょうこうつうじぎょうしゃ》などに電子《でんし》メールで発信しておきます。認知症が原因で行方不明になっている患者《かんじゃ》さんの保護《ほご》を目的としたシステムです。

おばさんは携帯電話《けいたいでんわ》を取り出し、市役所《しやくしょ》に電話をかけました。

「キャラバンメイトの大西笑美《おおにしえみ》というものです。エガミリュウジという方が徘徊《はいかい》されています。登録《とうろく》されていませんか」

と、問い合わせたところ、おじいさんはSOS認知症ネットワークに登録されていました。※(18)

「あ～、わかりました。駅前のマンションの隣《となり》に住まわれているエガミさんですね」

大西さんはおじいさんの方を向いて、

「おじいさん、幼馴染《おさななじみ》のお客さんが自宅で待っているそうですよ。早く帰りましょう。早く、早く」

「そうじゃな」と大西さんと自宅の方に歩き始めました。

大西さんは、おじいさんが少し歩きにくそうなのに気づきました。よく見ると、靴《くつ》を左右反対に履《は》いていました。ベンチに座らせ、靴を脱《ぬ》がせようとしました。すると、

「何をするんだ」

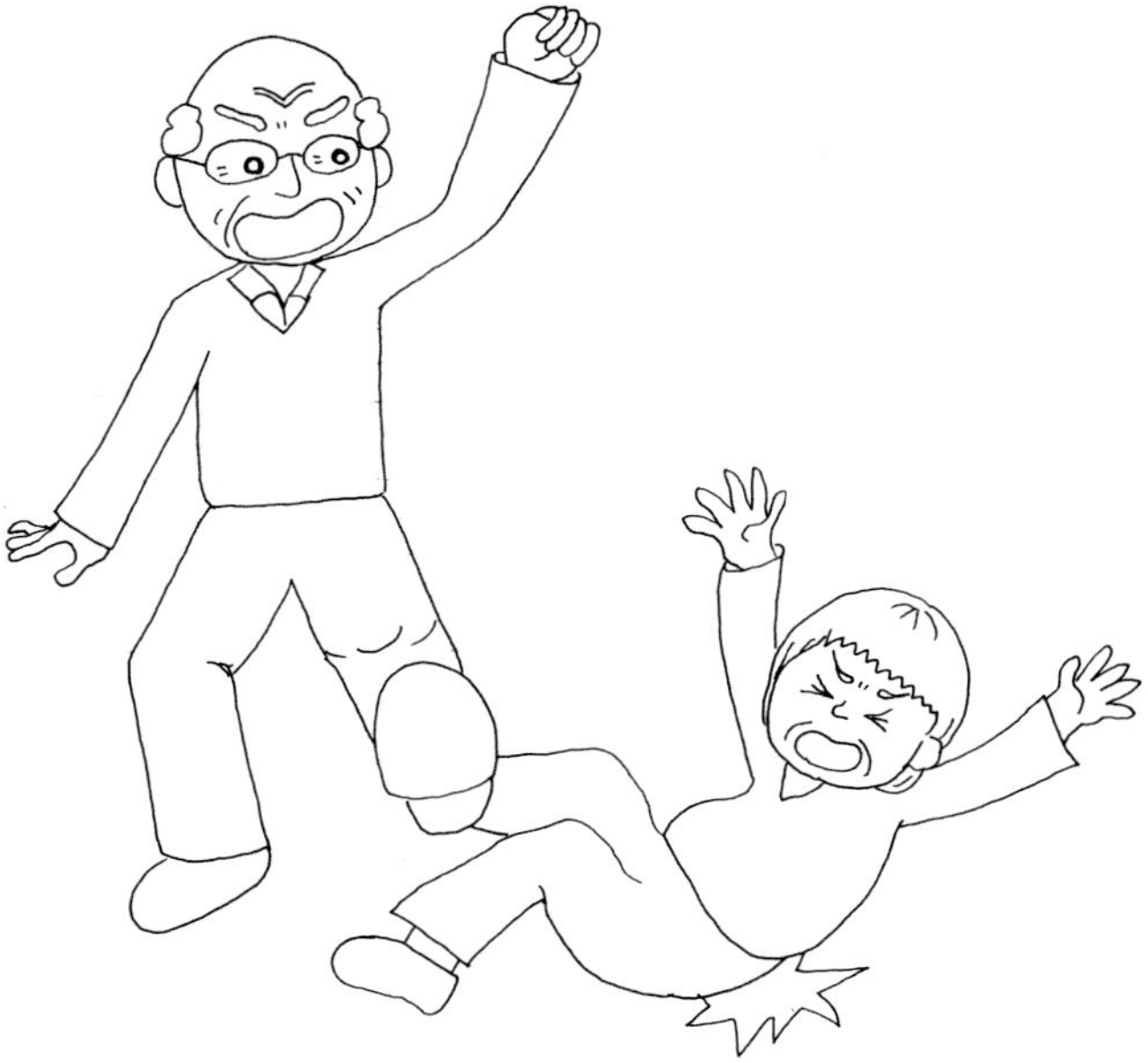

と怒り出し、蹴《け》ってきました。

大西さんは、おじいさんをお巡《まわ》りさんに見ていてもらい、なんと目の前にあったコンビニに入って行ってコーヒーを三杯《さんばい》買ってきたのです。三人でコーヒーをゆっくり飲んでから、おじいさんに近寄り、おじいさんの目の高さに顔を近付け、靴《くつ》を指差《ゆびさ》し、

「あ～、靴が反対ですよ。これじゃー足が痛《いた》くて歩けませんね。履《は》きなおしましょうね」とおじいさんの靴を履きかえさせたのです。おじいさんはさっき怒ったことを忘れ、穏《おだ》やかに靴を履《は》きかえていました*(19)☺。

お巡りさん、大西さん、おじいさんの三人は家の近くまできました。良子さんは良太君と一緒に、家の前を心配そうにうろうろしていました。するとおじいさんが警察官と一緒に帰って来たので、緊張《きんちょう》して一瞬動《いっしゅんどう》作《さ》が止まりました。良太君はおじいさんを見つけると、

「おじいちゃーん」

と、言って走って駆《か》け寄《よ》り、胸《むね》に飛び込みました。

「よい子じゃ、よい子じゃ、守、どうしたんじゃ」

良太君は顔を上げ、

「どこに行ってたの、心配したよ」

と、おじいさんのズボンに顔をあてて泣き顔になっていま

---

*(19)

どうして二回目の時は怒らなかったのですか?

☞時間をおいて関心《かんしん》をそらしたからです。それと、重要なポイントがあります。介助する前に、靴を指さし説明し安心させてからおこなったからです。

した。

「よい子じゃ、よい子じゃ」

「えへへ」

と、良太君は笑顔《えがお》になり、

「僕、友達のうちに遊びに行ってくるね」

と、言って、スキップをして離れて行きました。

おじいさんは、良太君に呼《よ》び掛《か》けました。

「守、気をつけるんだぞ〜〜」

良太君は、振り返り、おじいさんが名前を何回も間違えるので笑いをこらえ、飛び上がって、両手を振《ふ》りました*(20)☺。

おじいさんは来客《らいきゃく》が待っていることは忘れていましたが、良子さんの顔を見て突然《とつぜん》顔つきが険《けわ》しくなりました。

「こ、こ、この嫁《よめ》はどろぼうだ。お金がいる！　あ〜あ〜、息子が！」

「何を言うの、お義父《とう》さん。自分が置き場所を忘れたくせに」

「この嫁が、私の財布《さいふ》を盗《と》った、どろぼうだ。あんた、早く捕《つか》まえんか。早く、しょっぴいて、えーと、えーと、あっちだ」

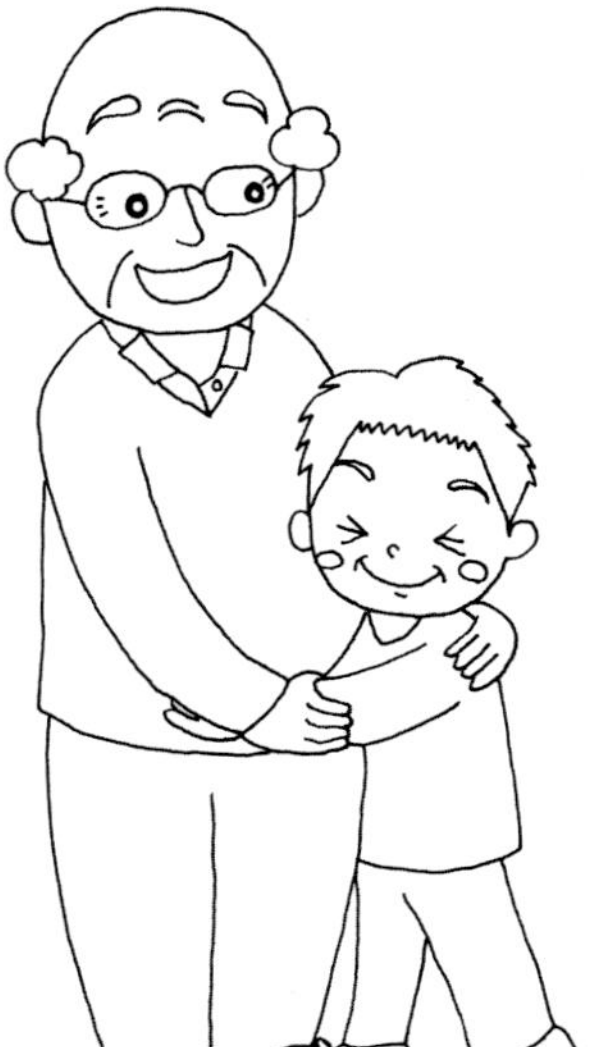

*(20)　重要なポイントです。おじいさんと良太君の関係がよいのは良太君が間違《まち》いを訂正《ていせい》せず、笑顔《えがお》で接しているからです。

と、外を指差《ゆびさ》しました。*(21)

「嫁《よめ》がおれの金を盗《と》った、隠《かく》した、金がいる、金が」

と、言い張《は》ります。

大西さんが、

「おじいさん、お嫁さんはどうしてお金がいるの?」

と、聞くと、突然《とつぜん》、目の前のお巡《まわ》りさんを睨《にら》みつけ、良子さんのほうに振《ふ》り返《かえ》り、

「お前はこの男と浮気《うわき》をしているから、お金がいるんだ*(22)◇」

「なんてこと言うんですか! お義父《とう》さん」

お巡りさんも苦笑《にがわら》いして、首を横に振っていました。大西さんはあきれ、言葉に詰《つ》まってしまいました。それを見た良子さんは、

「はっ」と、正気《しょうき》に戻り、冷静《れいせい》になって大西さんに言いました。

「すみません、父が変なことを言いまして」

大西さんは「いえいえ」と、笑いながら

「おじいさん、一緒《いっしょ》にお財布《さいふ》を探《さが》しましょう」と家の中に入りました。

---

*(21)

おじいさんは、何と言いたかったのですか?

☞「警察署《けいさつしょ》の留置場《りゅうちじょう》」です。

おじいさんは単語が出ません。これも認知症の特徴《とくちょう》ですが、ただ、正常な人でも年を取ると「あれ、それ」が多くなります。自分で心配している限《かぎ》り問題ありません。

*(22)

おじいさんは物忘れをするのになぜ、良子さんの顔を見ると、泥棒《どろぼう》と思い出すのでしょう?

☞出来事の詳細《しょうさい》は忘れますが、感情《かんじょう》の記憶《きおく》は保たれているからです。

みんなで探していると、大西さんがゴミ箱の中から財布《さいふ》を見つけました。大西さんは、まわりを見渡《みわた》し、財布を元に戻《もど》し、おじいさんに、

「おじいさんはここの棚《たな》とゴミ箱を探してください」と誘導《ゆうどう》しました。

おじいさんは、ゴミ箱に入っている財布を見つけ、

「あったー、あったー」と喜びました☺＊(23)。

しかし一転《いってん》、目を吊《つ》り上げ険《けわ》しい顔をして、

「おれは財布をごみ箱に入れるほどボケてはおらんぞ！」

と、声を荒《あら》げました。

「笑上《えがみ》さん、たぶん夜の地震で財布が棚《たな》からゴミ箱に落ちたのですよ」と大西さんが気をきかせてくれました。

そこに、電話が鳴りました。

おじいさんが電話を取ると、

「とうさん、とうさん、お金は用意できた？　交通事故の被害者《ひがいしゃ》が家の先の木の下で待っているからね」

「守か、わかった、すぐ行く。財布はあった」と、おじいさんが答えました。そばで会話を聞

＊(23)
なぜ、財布をゴミ箱に戻したのですか？
☞お嫁《よめ》さんやヘルパーさんが財布を最初に見つけると盗《と》ったものを出してきたと疑《うたが》われますので、患者《かんじゃ》さんが最初《さいしょ》に見つけるようにしているのです。

いていた大西さんは不審《ふしん》に思い、良子さんに聞きました。

「ご主人が事故を起こしたのですね。ご主人は何をされているのですか？」

「病院で、診察《しんさつ》しています」

「昼食は外食《がいしょく》されるのですか？」

「いいえ、お弁当《べんとう》です」

「う～む。おかしいですね。オレオレ詐欺《さぎ》みたいです。一緒《いっしょ》について行きましょう。奥さんはご主人に電話して確《たし》かめてください」

お巡《まわ》りさんも眉間《みけん》にしわを寄せ、腕《うで》を組み、下を向き、困った顔をしていました😖。

指定された場所に行くと、男が待っていました。男は中肉中背《ちゅうにくちゅうぜい》で紺色《こんいろ》の背広《せびろ》を着てネクタイをしめていました。お巡りさんらは木陰《こかげ》に隠《かく》れ、お金を手渡しした時に現行犯《げんこうはん》で逮捕《たいほ》しようと、固唾《かたず》を飲んで見ていました。

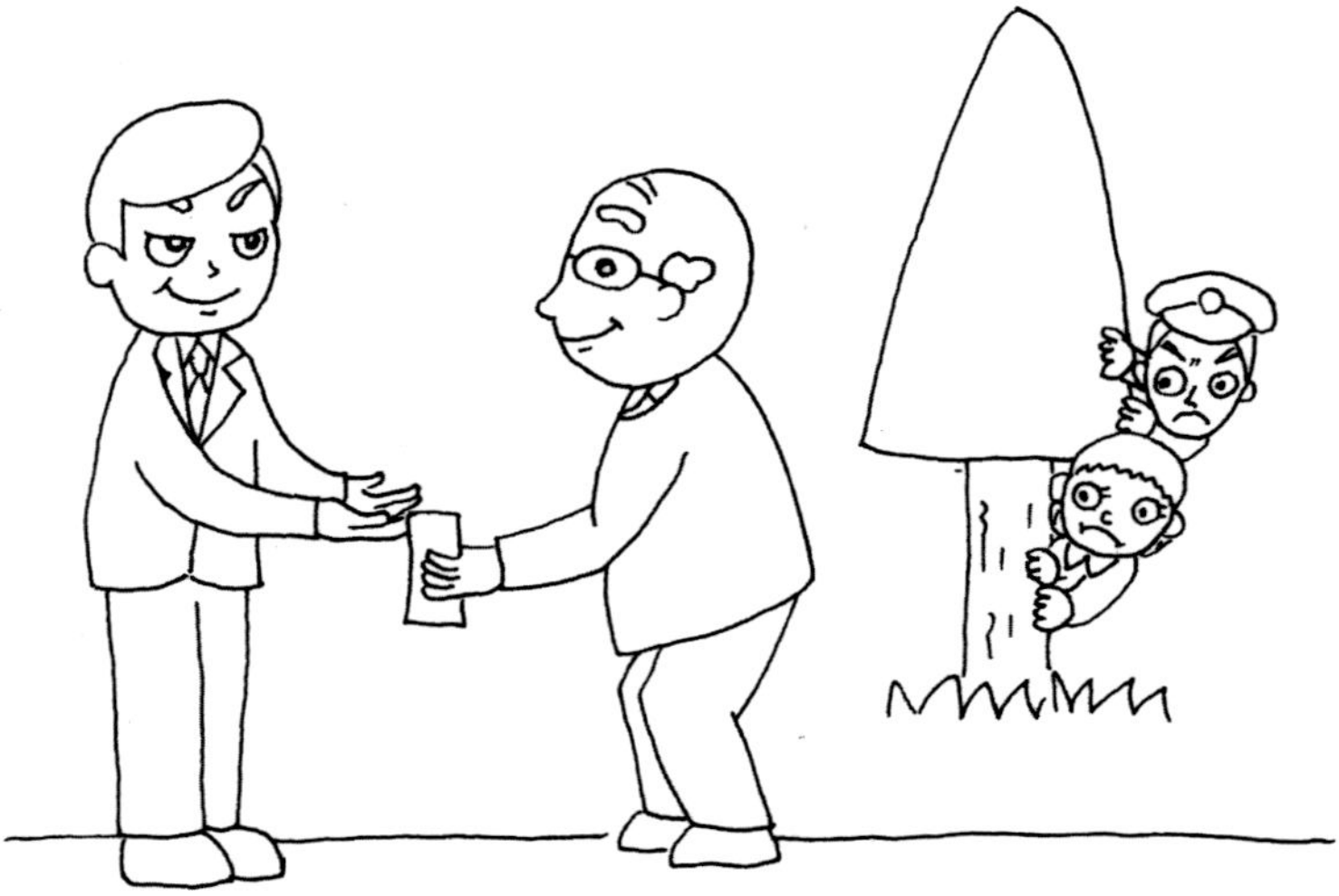

おじいさんは男に近づき、お金を出しながら、なんと、大西さんやお巡《まわ》りさんのほうを振《ふ》り向き、

「そんな所で何しているのか？　はよう、こっちにこんか」と手を振《ふ》って呼《よ》び寄《よ》せようとしたのです。男は大西さんに気がつきました。予想外《よそうがい》の展開《てんかい》に、男はお金も盗《と》らずに、血相《けっそう》を変《か》え逃《に》げて行きました😮。

「まて〜」

　と、お巡りさんは追いかけました。あわてた男は転《ころ》びました。なんとお巡りさんも転んでしまいました。お巡りさんは膝《ひざ》を強く打ったようでやっと立ち上がり、足を引きずりながら男が逃げた方向に走って行きました。

　大西さんはおじいさんに、

「おじいさん、おじいさん、だまされなくて、よかったね」

「よかった、よかった、電話の男といい、どうもおかしいと思ったんじゃ」

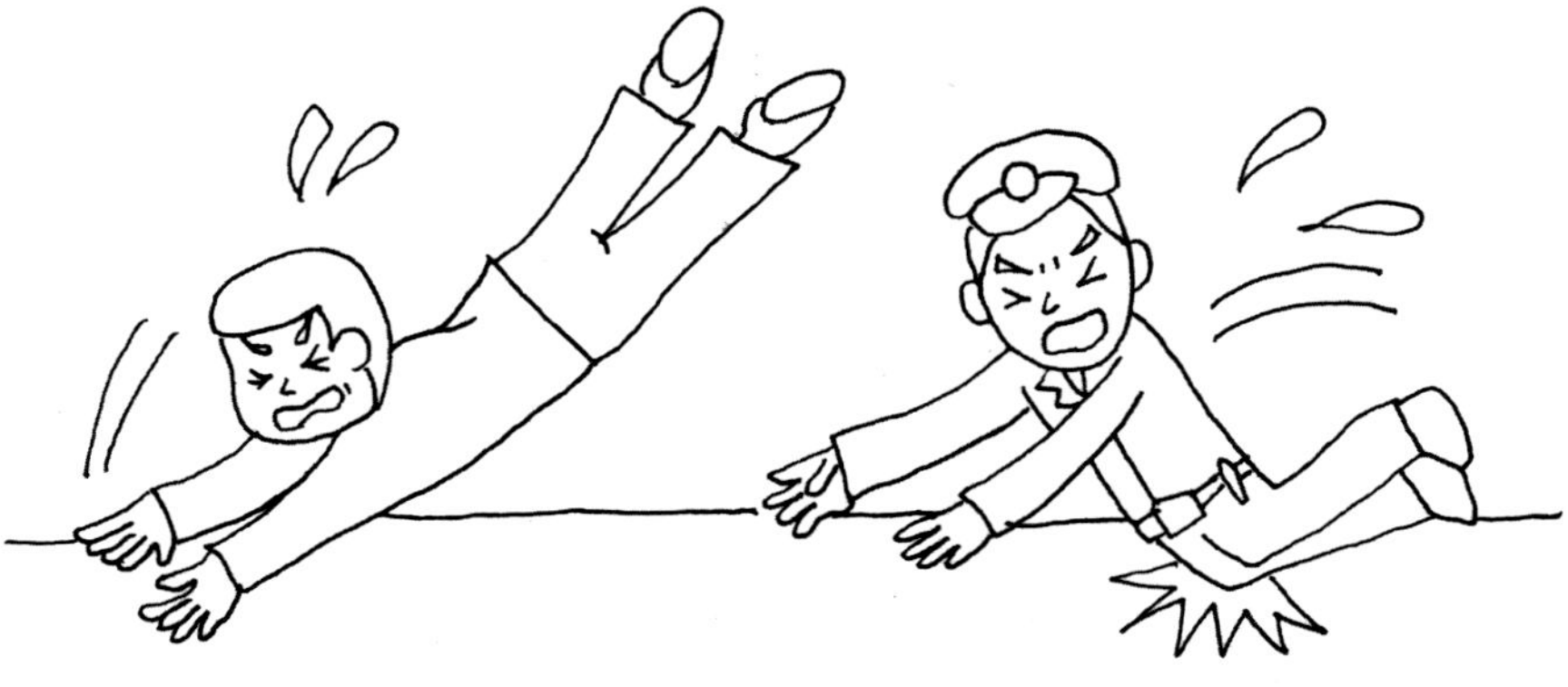

大西さんは、「プフッ」と吹き出しました☺。

自宅《じたく》に帰り、食卓《しょくたく》に座りました。おじいさんが、

「朝ごはん、まだかな」と何もなかったように良子さんに話しかけました。

良子さんは、

「え、さっき食べたでしょう。もう、ボケ……」と言い出しそうになりましたが
『いけない、いけない、ボケなんて言ってはいけない』

と、思い直し、

「用意しますから、これを吸《す》っていてください」と吸うゼリーを渡しました*(24)。

大西さんが
「ところで、おじいさんの奥さんはとっても綺麗《きれい》だったのでしょう」

「そうじゃ、絶世《ぜっせい》の美女だったよ」

すかさず、良子さんが、

「そう……。私と間違えるということは私も絶世《ぜっせい》の美女ってことかしら!」☺

大西さんは、

---

*(24)

吸うゼリーを渡しましたが、なぜですか？

☞ボケは禁句《きんく》です。何か別の事で紛《まぎ》らわせているのです。ここではゼリーを吸わせています。吸うという行為《こうい》は赤ちゃんの時、母の乳首《ちくび》を吸うことに繋《つな》がり安心するようです。認知症患者さんは赤ちゃんがえりをしているとも言えます。

「本当にそうですね！」と言ってにっこりしました。

「そうそう、お義父《とう》さん、明るいうちにお風呂《ふろ》に入りましょう。外出したから汚《よご》れているわ、入りましょう」と良子さんが誘《さそ》うと、おじいさんは、

「汚れていないし、昨日入ったから今日はいいよ」

「うそ〜、もう二週間も入ってないでしょう、ね、入りましょう、ね〜」

「なんで、おれが、息子《むすこ》の嫁《よめ》と入らにゃいけんとか、年寄《としよ》りを馬鹿《ばか》にするな！」

「プッ、え〜、え〜、私は入りませんよ。今日は特別に、別府《べっぷ》温泉《おんせん》のお湯ですよ」

「温泉か、いい湯だろうね」

「お風呂に入った後、みんなでビールをいただきましょうよ」

「ビールか」といいながら、おじいさんは喉《のど》をゴクンと鳴らしました☺。

その夜、夫の守さんが自宅に帰ると、良子さんが堰《せき》を切ったように話し始めました。

「今日あなたの携帯《けいたい》にお義父さんの事で電話したのよ。何で出ないの？」

「忙しくて出られなかった。父さんの事は良子に任せているし、くだらないことで電話しないでくれ！😠」

「ひどい」

良子さんは泣きそうな声で、

「あなたの父親でしょう。認知症の介護《かいご》には一人で悩まないこと、笑顔が大切だと言っていたわ。

あなたがそんな態度《たいど》なら、笑顔《えがお》なんて絶対無理、無理、無理！」
良子さんの顔は涙でくしゃくしゃになっていました。

「笑顔ね、…………、わかった、ごめんね、ごめんね、それで何があったの」

「今日、お義父《とう》さんと喧嘩《けんか》したの、お義父さんは出て行ったし、私も実家に帰ろうと、駅で電車を待っていたら、急《きゅう》に良太のことが浮《う》かび、引き返したわ！」

「僕のことは浮かばなかったの」

「え、え、いや、当然《とうぜん》、浮かんだわよ！　浮かばないはずがないじゃない」

「それから、あなた、聞いてよ、オレオレ詐欺《さぎ》にかかりそうになったのよ。オレオレって誰だと思う」

「誰？」

「あなたよ、あなたから事故を起こしたので示談金《じだんきん》を持ってきてと電話があったらしいの。オレオレ詐欺なんかにかかるはずないと思ってたけど危《あぶ》なかったわ。*(25)キャラバンメイトの大西さんがいて助かったわ、お巡《まわ》りさんが徘徊《はいかい》していたお義父さんを見つけてくれたの。でも警察からは何の連絡もないわ。変《へん》なの？*(26)」

「何ともなくて、よかったね。悪い奴が多くなったね。いつ

*(25)
良子さんもオレオレ詐欺にかかりそうでしたが、頼《たよ》りないということですか？
違《ちが》います。手口が巧妙《こうみょう》です。だまされるはずがないと思っている聡明《そうめい》な人、とくに情に弱い人が危《あぶ》ないです。それから、儲《もう》け話《ばなし》にも乗ってはだめです。

も良子ひとりに苦労をかけてごめんね。水曜日の午後は休診《きゅうしん》だし、僕が父さんを見るから、水曜日は良子もゆっくりくつろいでいいよ」

「あら、今日はやさしいのね。何かあるんじゃない？」

「な、な……、何もないよ、あるわけないよ」

「そう、でも、嬉《うれ》しいわ、あなたも気遣《きづか》ってくれるし、お義父さんには以前よくしてもらったし……☺」

「お隣《となり》のおじいさんは成人後見人制度《せいじんこうけんにんせいど》を使っているらしいわ、悪徳業者《あくとくぎょうしゃ》から高価な時計を購入《こうにゅう》したのが戻ってきたらしいわ。どんな制度か知っている？」

「判断ができない人に対して後見人を決めて、法律に関わるような手続きは後見人の同意《どうい》がないとできない制度らしいよ。後見人が取消権《とりけしけん》も持っているから時計の代金が戻ってきたんじゃないかな」

「お義父《とう》さんも後見人制度を利用したほうがいいわね。高いの？」

「申し立てに十万円、弁護士《べんごし》や司法書士《しほうしょし》に払う費用は月に二～三万円らしい。高いね。」

「身内《みうち》でもいいの？」

「もちろんいいよ。財産《ざいさん》を使い込む人がいるらしいから、本当に患者《かんじゃ》さんのことを大切にしてくれる人がいいよ。それと時間的に余裕《よゆう》がある人が良いらしいよ。良子も適任《てきにん》だよ。弁護士《べんごし》に

＊(26)
知人が引ったくりに遭い、刑事らしい現地の人がよってきて、警察に電話をしてくれ、引ったくりを追いかけて行きました。しかし、警察には何の届出もなく、一味であったようだという実話があります。

頼《たの》むと毎月の支払《しはら》いが生じるので、良子がなると、初期費用《しょきひよう》だけだから、安くつくよ」

「よい後見人《こうけんにん》はどうやって見分《みわ》けるの？」

「むずかしいね、医師《いし》としては本人が若干《じゃっかん》でもよいから判断《はんだん》できるときに、その患者《かんじゃ》さんから頼《たの》まれたほうが、依頼者を疑《うたが》う必要がなく、僕も楽だな。詳《くわ》しくは認知症１１０番（電話０１２０―６５―４８７４）に電話したら、後見人やその他の問題も教えてくれるらしいよ」

「ところで、良太は？」

「さっき、塾《じゅく》から帰って、部屋《へや》にいるわ」

「様子でも見てこようと」

「だめよ、勉強中だから」

「温室育《おんしつそだ》ちで勉強ばかりしている子はろくな大人にならないらしいよ。たまには筋道《すじみち》が通らないことを経験《けいけん》させ、遊ばせないとね」

守さんと良太君の笑い声が聞こえてきました☺。息子の部屋から戻ってきた守さんは良子さんに話しかけました。

「午前中は父さん一人だね。だからオレオレ詐欺《さぎ》が起こるんだな。今は若い一般人《いっぱんじん》も詐欺を働くらしいよ。子どもから高齢者《こうれいしゃ》までイライラしている。なぜだと思う」

「お金でしょう」

「そうだね。みんな中流《ちゅうりゅう》の時はみんなで助けあい、近所の人に醤油《しょうゆ》を借りたり、お金は天下《てんか》のまわりものとか言えたけど、年貢《ねんぐ》と同じ意味をもつ消費税《しょうひぜい》が導入《どうにゅう》され、同時に金持ちは優遇《ゆうぐう》されて、物品税（贅沢税《ぜいたくぜい》）は廃止《はいし》されるし、最高税率《さいこうぜいりつ》も六〇％より大幅《おおはば》に引き下げられたんだよ。だまされてはいけないよ。現在の最高税率が四五％でね、収入が四千万円以上ある人に適用《てきよう》されるだけなんだよ。庶民《しょみん》にはまったく無《む》関係《かんけい》の数字だよ。しかも収入が五千万円の人に四五％の最高税率が適用されるのは四千万円を超《こ》えた一千万円に対してだけで、実際《じっさい》の所得税は三五％程度なんだ。今の制度は、例《たと》えば、厳《きび》しく年貢を取り立て、一方で悪徳商人《あくとくしょうにん》や大名《だいみょう》が大判《おおばん》小判を前に高笑《たかわら》いしているようなもんだよ。ある程度《ていど》は格差《かくさ》はあってもよいと思うけど、今のままだと、格差が大きくなって貧乏《びんぼう》な人はさらに貧乏に、裕福《ゆうふく》な人はさらに裕福になっていくからね。そのうち一揆《いっき》が起こるよ。子どもに何になりたいかと質問《しつもん》したら、正規《せいき》雇用《こよう》につきたいだって、さびしいね、それらがオレオレ詐欺《さぎ》に向かわせたり、引きこもり、いじめ、そして少子化の引き金になっていると思う」◇

「もっとみんなで支えあう『やさしい街』になってほしいな。認知症の患者《かんじゃ》さんが徘徊《はいかい》しても、安心な社会、家庭、職場《しょくば》や地域《ちいき》でのだんらんを楽しみ、困ったときは支え合う社会にしていきたいもんだ」

「そう、そう、お義父さんの認知症は遺伝《いでん》するの？　あなたや良太もアルツハイマー病になる危険性《きけんせい》は高いの？」

「ない、ない、ないよ。心配はいらないよ。ただ、四十～五十歳に発症《はっしょう》した人は遺伝の可能性《かのうせい》が出てくるけど、全体の九〇%は遺伝《いでん》しないよ。僕も良太も良子も認知症になる確率《かくりつ》は同じだよ」

「そうなの、よかった。聞きにくかったけど、思い切って聞いてよかった、よかったわ！☺」

「そういえば家族で一緒に食事をしたりお風呂《ふろ》に入る子は非行《ひこう》に走らないそうだよ。たまにはみんなで、お風呂に入って背中を流し合おうか？」

「毎日は無理でも、良太とあなたの時間が合う日はお願いしますね。お義父さんも喜ぶわ」

「今日、物忘れで外来《がいらい》に来た方もひとり暮《ぐ》らしだったな。独居生活《どっきょせいかつ》はよくないよ。認知症になりやすくなるらしいよ。たとえ、ふたり暮らしでも老老《ろうろう》介護*(27)になり、一人で抱《かか》え込《こ》むことになり、患者《かんじゃ》さんもその配偶者《はいぐうしゃ》も大変だ。僕《ぼく》も将来《しょうらい》、大家族で過ごしたいと思っている」

「どうしてなの」

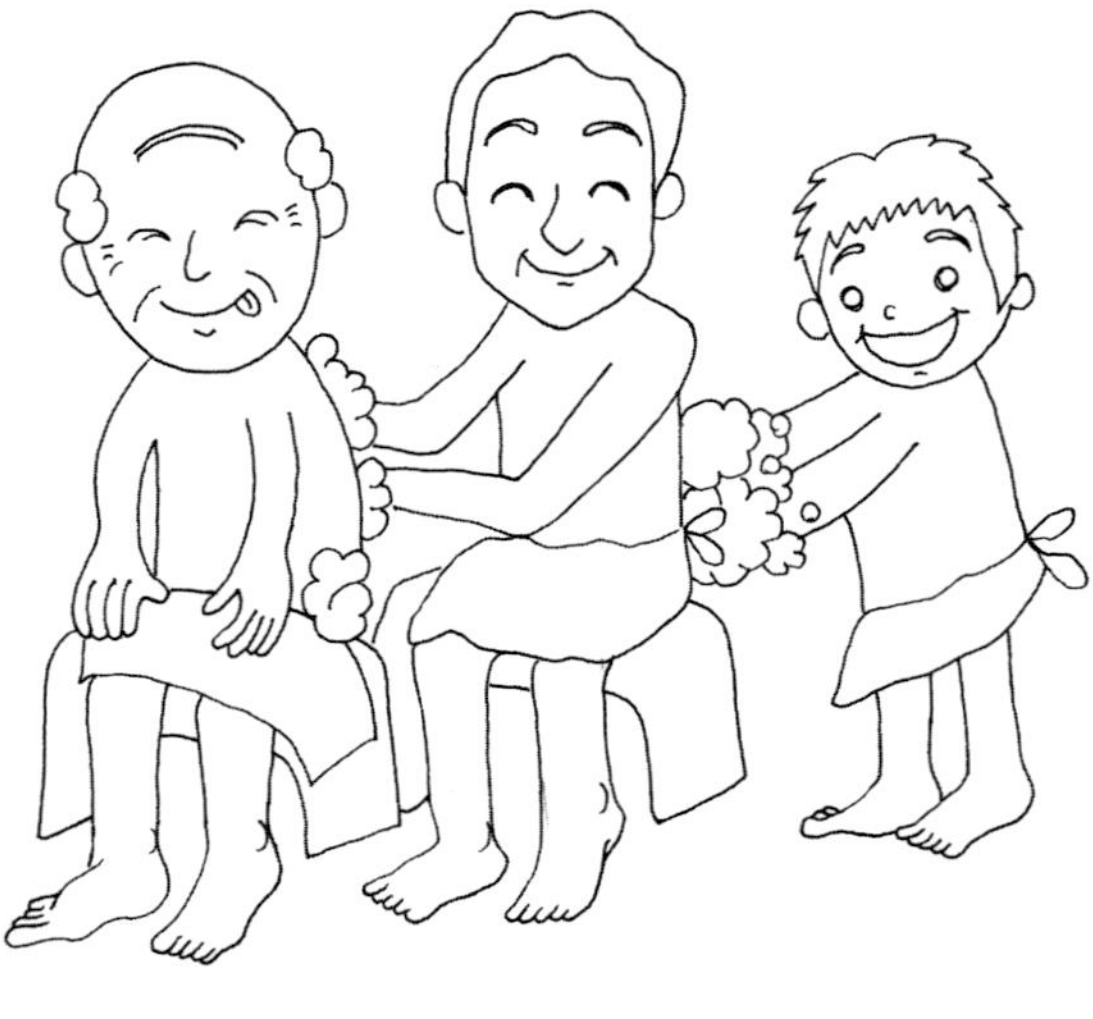

*(27) 介護《かいご》される側も、する側も六十五歳以上の場合を老老介護と言います。自宅介護の半《はん》数《すう》以上です（五四・七%）

「僕《ぼく》の調査《ちょうさ》では、配偶者《はいぐうしゃ》がいる人や家族と暮らす人の方が認知症である確率《かくりつ》が低かったのだよ」

「そう・・・？　でも女性の場合、夫が亡くなると生き生きして、きれいになる方が多いらしいわ」

「それも実際《じっさい》にあるけど、夫が生きている間は病気になれないと頑張《がんば》っている女性も多いよ」

「え〜〜」

「それにね、僕の調査によると、大家族ほど認知症患者が少なかったのだよ。やはり、会話が多く、若い人と一緒に生きることが大切なんだね。うちは一人っ子だな。よ〜し・・・・」

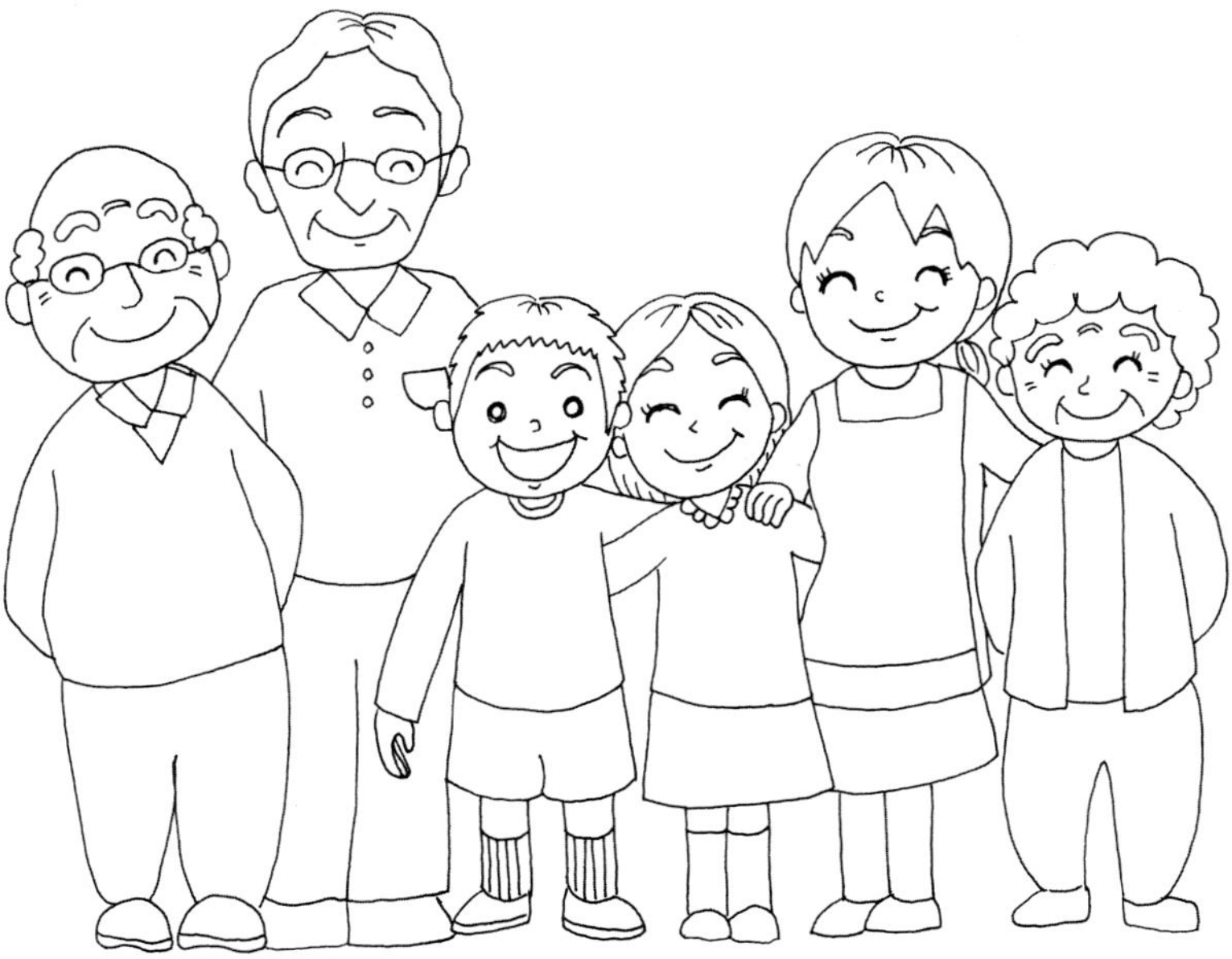

三、社会参加

その日から時々大西さんがおじいさんの様子を見に来てくれるようになりました。良子さんが、

「お義父《とう》さんが大切にしている金魚に一緒《いっしょ》にエサをやりましょうか」

と、提案《ていあん》すると、大西さんも、

「今日はポカポカいい天気だし、私、午後からは仕事がないので、三人でコーヒーでも飲みにお出かけしましょう」と誘《さそ》いました。おじいさんはおもむろにス～～と立ち上がり、タンスの方に歩き出しました。良子さんが、おじいさんに、

「何をしているの?」と聞くと、

「外出《がいしゅつ》するんじゃろ、どれを着ていこうかな」

良子さんは、タンスから、赤《あか》いセーターを出し、

「これがお似合いですよ。おしゃれです」

セーターをおじいさんの胸《むね》にあてて、

「わ～、素敵《すてき》」というと
「そうだな、えへへへへ」

と、目じりを下げてしうれしそうにしました☺。

＊(28)
物忘れが進むと、危なくなるので、何もさせないほうがいいですか?

☞させてあげてください。何もさせないと認知《にんち》機能《きのう》が低下していきます。

良子さんと大西さんは、顔を見合わせながらほほえみました*(28)☺。

喫茶店《きっさてん》で三人でコーヒーを飲んでいると、急におじいさんは固《かた》まり、一点を見つめていました。その視線《しせん》の先にはテレビがありました。オリンピックの卓球の中継《ちゅうけい》で日本選手が中国選手と激《はげ》しいラリーを続けていました。日本選手のスマッシュが入ると「よし！」と拳《こぶし》をあげました。おじいさんが歓喜《かんき》の声をあげる状況《じょうきょう》はこの数年なく、良子さんも大西さんもしばらく口をあけて見ていました。

そういえば、おじいさんは若い時、卓球の国体選手《こくたいせんしゅ》でいくつかのメダルを取っています。しばらくして、大西さんが切り出しました。

「笑上さん、近くに、卓球教室 があるわ。行ってみましょうよ☺」

良子さんが、

「そうね、私も良太と一緒に卓球を習おうかしら」

と、賛同《さんどう》すると、おじいさんはいつものように無表情《むひょうじょう》になってしまいました。

でも、ものは試《ため》しです。翌週《よくしゅう》から卓球教室に行き始めました。

まずは見学です。卓球教室でみんなの競技《きょうぎ》を見ているうちに、おじいさんは背中が伸び、前《ぜん》傾姿《けいし》勢《せい》になり、いつのまにかラケットを振《ふ》るまねをしていました。

そのうち、良子さんに誘われ、二人で卓球を始めました。初めは玉は二〇個必要でした。でも、二回目でラケットを振《ふ》り始《はじ》め、三回目で玉がラケットに当たり始めました。二ヵ月後には数回のラリーができるようになり、玉は五個でよくなりました。守さんや良太君も時間を見つけて一緒《いっしょ》に行くようになりました。守さんは伸《の》び悩《なや》んでいますが、良太君はおじいさんの血を引いているのか、めきめき上達《じょうたつ》して、天才とまで言われるようになりました。おじいさんも、なんと、一年後には、シニアの競技《きょうぎ》に出場できるまでに回復《かいふく》したのです*(29)😊。おじいさんがとぼけたことを言っても、家族みんなに笑顔が戻り、休暇《きゅうか》には旅行会社のトラベルサポーターを利用し、家族でハワイ旅行に行けるようになったのです。

それをピークとし、だんだんと悪化し、三年後には歩けなくなりましたが、問題行動《もんだいこうどう》は逆《ぎゃく》に起きなくなりました。四年後のある日、おじいさんのやせ細った手を良子さんと良太君が握《にぎ》ってあげていると、かすかに握り返し、口元が動きました。その口元に耳を近づけると、

「良子さん、良太、ありがとう」

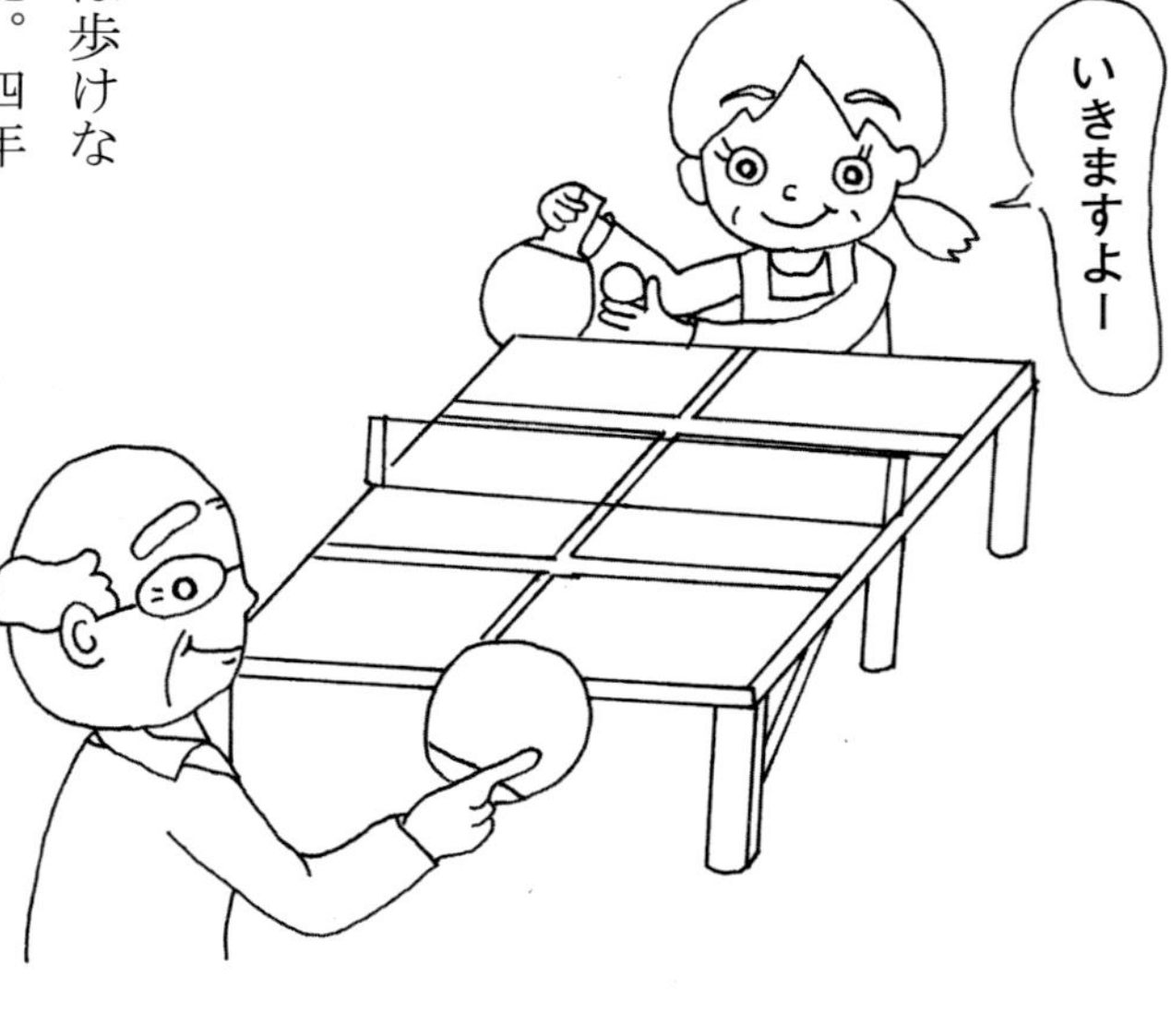

*(29) 「昔取った杵柄《きねづか》」を「手続き記憶」といい、認知症が進行するまで保《たも》たれていることがあります。

と、言っていました。初めて本当の名前を呼んでくれたのです。いや、そう聞こえました。

それから一ヵ月後、家族に看取《みと》られ、花が枯《か》れるように苦しまず、穏《おだ》やかに永眠《えいみん》しました。

お嫁さんの良子さんは最期までおじいさんを看《み》てきたという達成感《たっせいかん》と開放《かいほう》感からか、涙をうっすら浮かべていましたが、おじいさんと同様に穏《おだや》かな表情でした☺。

四、この物語の説明　Q＆A

◎認知症の基礎

〈認知症の臨床診断は？〉

正常であった知能が持続性に低下し、日常社会生活上困った人たちのグループを認知症と言います。認知症と言ってはいけないのは、次のような場合です。

・意識障害がある
・生まれつき悪い
・一定の期間だけ
・生活上支障がない

〈物忘れ関連以外に認知症を疑う、みのがしやすい症状がありますか?〉

・几帳面《きちょうめん》だったのに冷蔵庫《れいぞうこ》の中が整理されてなく、同じものがいくつも入っている。
・洗濯《せんたく》・洗髪《せんぱつ》・料理ができなくなる。
・財布に小銭《こぜに》が多くなる。小銭を計算できないので、お札をつかうからです。

〈認知症の割合はどうなりますか〉

少なくとも、六十五歳以上の十人に一人、年齢とともに増え、八十五歳以上は三人に一人は認知症だといわれています。三人のおじいさんとおばあさんがいたら、少なくとも一人は認知症ということになります。もっと厳しい見方をすれば、六十五歳以上の四人に一人が認知症ないし予備軍だともいえます。

〈認知症とはアルツハイマー型認知症のことですか?〉

違います。認知症とはグループ名であり、思

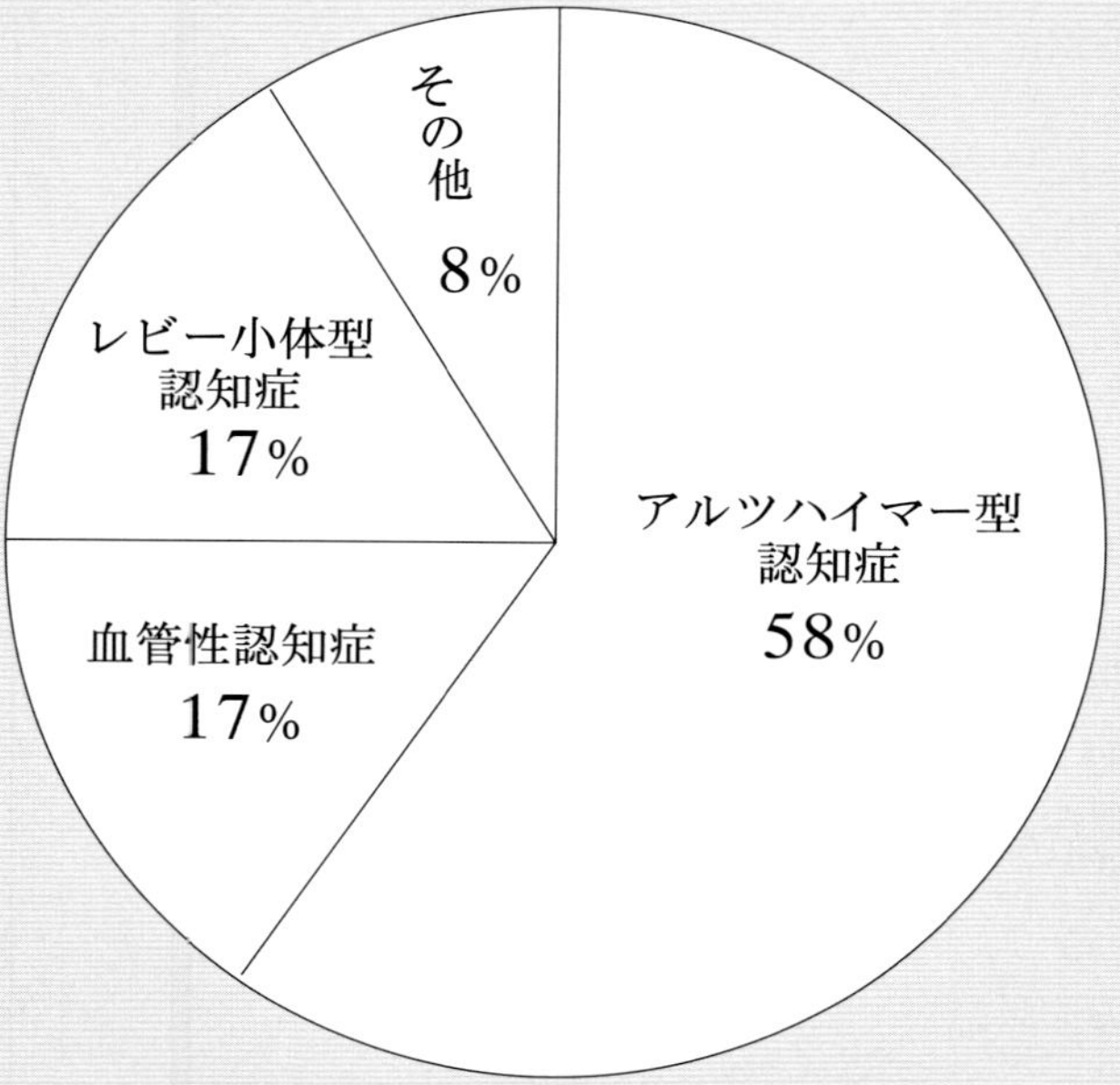

※著者による推測値です。

いつくだけでも認知症をもつ病気は七〇種類以上あります。認知症をもつグループの中でアルツハイマー型認知症が圧倒的に多いことは事実です。厚労省の発表では、アルツハイマー型認知症が六七・六％、ついで脳血管障害の後に起こる血管性認知症が一九・五％、レビー小体型認知症／認知症を伴ったパーキンソン病が四・三％でした。ただし、レビー小体型認知症は二〇％に及ぶという報告もあり、厚生労働省の発表と大きく異なります。

その理由の一つはレビー小体型認知症にはアルツハイマー型認知症にみられる脳の変化も起きていることが多いということです。つまり、アルツハイマー型認知症に分類するか、レビー小体型認知症に分類するかで大きく異なります。これは脳卒中に関連して起きる血管性認知症の場合も同じです。二つ目はレビー小体型認知症は新しい疾患単位であり、医師の間で充分周知されていないことがあります。アルツハイマー型認知症五八％、レビー小体型認知症と血管性認知症がそれぞれ一七％前後とするのが妥当でしょう（*44*ページの円グラフ）。

〈アルツハイマー型認知症はどうして起こる？〉

脳の大脳皮質に二種類の蛋白がたまり起こります。蛋白がたまる根本原因は分かっていません。

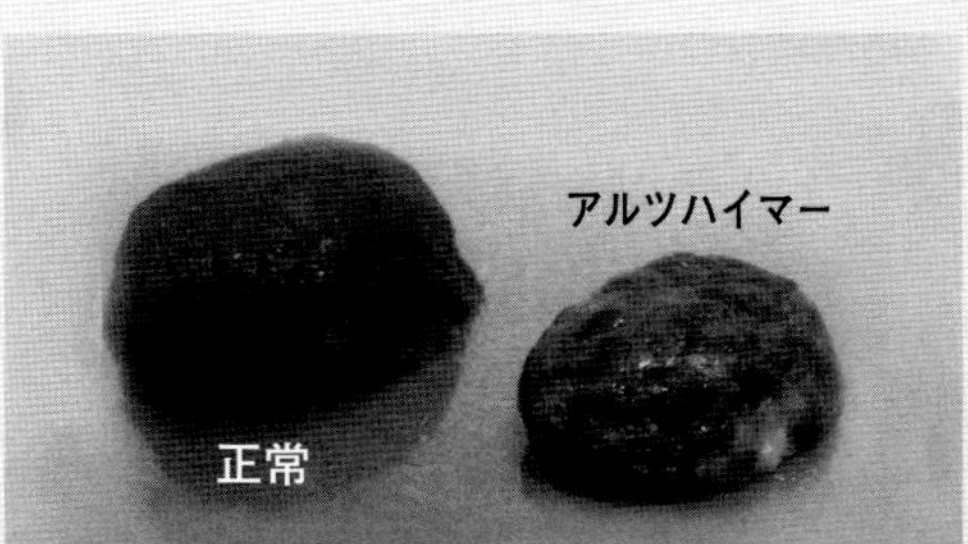

おはぎ

〈大脳皮質とはどの部分ですか？〉

大脳を「粒あんのおはぎ」にざっくりと例えると、外側のあんこの部分が大脳皮質です。神経細胞は粒あんの粒に相当します。まん中のご飯の部分が大脳白質で神経細胞を結ぶ神経線維です。

〈脳にたまる二種類の蛋白とは何ですか？〉

一つは神経細胞の外にたまるアミロイドβ蛋白で、老人班といいます。もう一つは神経細胞内にたまるタウ蛋白で、神経原線維性変化と呼ばれています。大脳皮質にアミロイドβ蛋白（おはぎのあんこを広げた図では灰色）がたまり、次に神経細胞の中に別のタウ蛋白（図では白色）がたまり、神経細胞が壊れていきます。ちなみに神経細胞から伸びる線維（軸索）は、なんと長いもので神経細胞体の千倍にもなると言われています。例えば、身長一五〇センチの人の手なら一・五キロメートル伸びるのです。もっと具体的には、中核都市で、自宅にいるあなたの胴体を細胞体とすれば、あなたの手は最寄の駅まで伸びるのです。

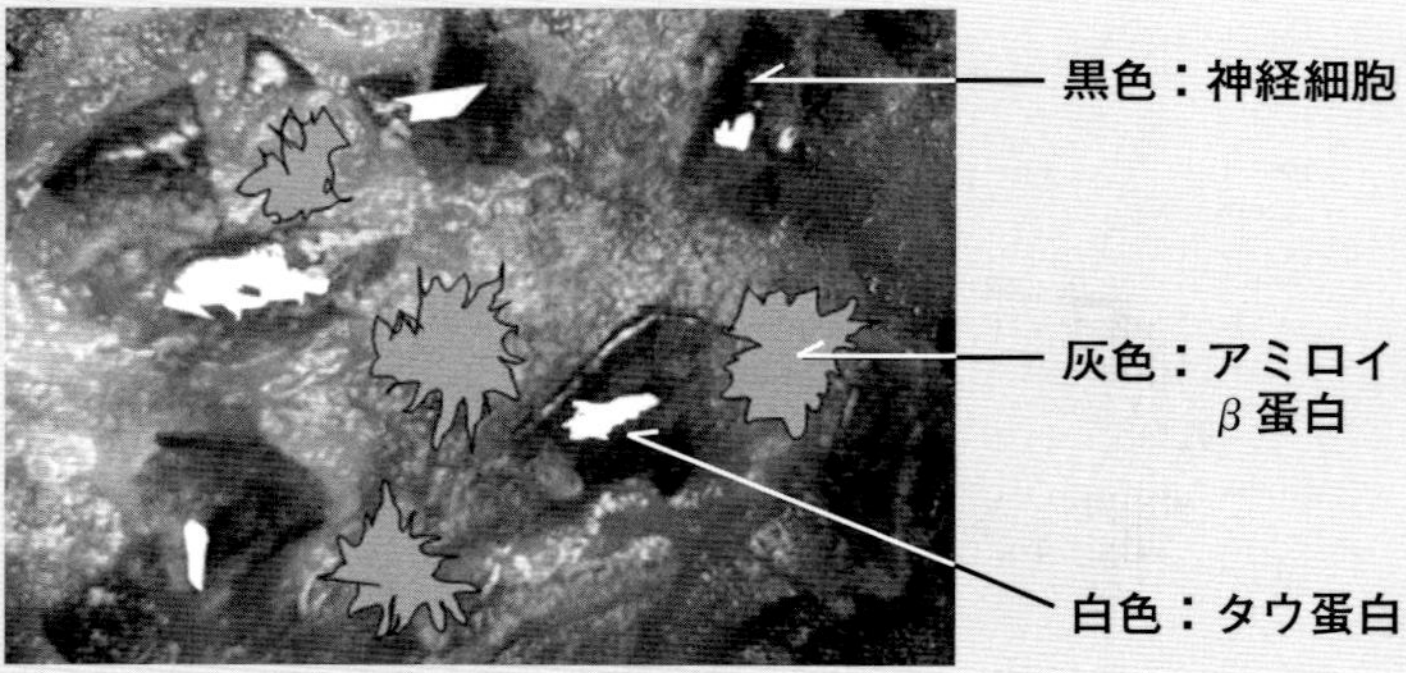

「おはぎ」のあんこを広げる

〈海馬や扁桃体は脳のどこにあるのですか？〉

ざっくりなら、脳をおはぎ（粒あん）に見立てて説明できます。記憶したり手足を動かしたりする情報は脳の神経細胞で作られます。神経細胞があるところが大脳皮質であり、おはぎの「あんこ」に相当する部分です。アルツハイマー型認知症は主に海馬の「あんこ」が少なくなった状態です。頭をテッペンから両耳に平行に輪切りにすると（冠状断）、正常では底部にもあんこがたっぷりついています。ここが近時記憶（58ページ参照）の中枢である海馬です。アルツハイマー型認知症ではここがもっとも薄くなってしまうのです。海馬の先端に扁桃体があります。

〈介護サービスを受けるためには介護認定が必要です。介護申請をしたいとき、まず第一にしないといけないのは何ですか？〉

市役所（あるいは包括支援センター）に電話し、説明を受け、患者さんのケアサービスを決めてくれるケアマネージャー（介護専門員）を決めることです。

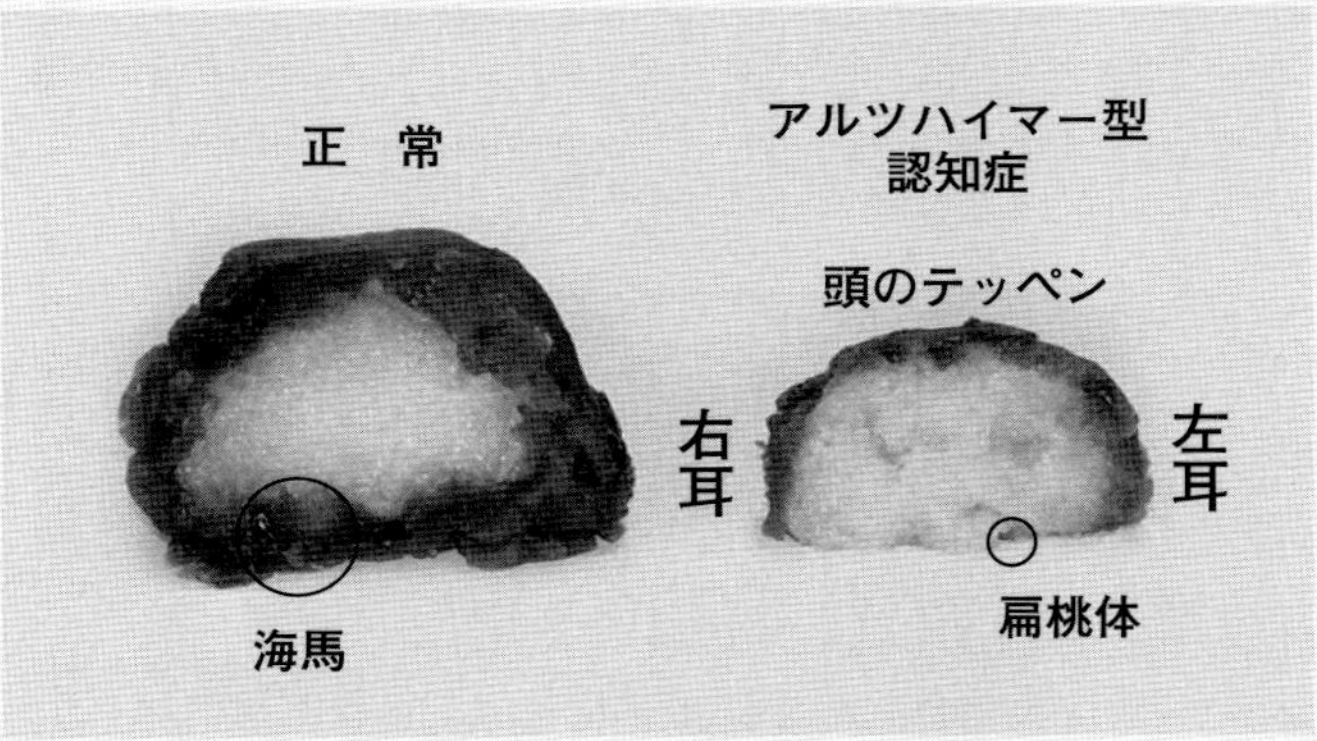

〈ケアマネージャー（介護支援専門員）とは？〉

介護サービスのプランを作り、自治体や介護サービス事業者との調整や連絡をする有資格者が、ケアマネージャーです。役場よりケアマネージャーの名簿を渡されます。その中から家族および本人がケアマネージャーを決めます。普通、沢山の施設の名前があり、誰を選べば良いか見当がつきません。市から教えてもらえる地域の『認知症の患者の会』にコンタクトをとり、事情を話し、絞ってもらってはいかがでしょうか。

ケアマネージャーは医師の選別と同様、あるいはそれ以上に重要です。今後の人生を決めてくれるからです。面談などをして、本人だけでなく家族の意向にも耳を傾けてくれ、フットワークが軽く、納得できる人を選んでください。相性が合わなかったり、自宅介護を希望しているのに、ケアマネージャーが所属する施設への入所を勧めたりするようなケアマネージャーはお断りしたほうが良いでしょう。

〈医師意見書を書いてくれる医師の選択〉

診断がついていない時は脳の専門病院（脳神経内科、脳外科、精神科、物忘れ外来）を受診し、診断を受け、介護認定の対象かどうかの判断を受けます。専門病院を家族や自分では決めかねる場合はケアマネージャーが紹介してくれます。

専門病院で診断を受け、その後は、その専門病院か、あるいはかかりつけ医が診ていくことになります。自宅から近くだからとか、昔から診て貰っているというのは判断材料にはなりません。認知症治療の知識があり、患者の話に耳を傾けるだけでなく、ケアしている家族にも気配りしてくれることが大事です。これから十年はお世話になるところですので、時間がかかっても家族と本人が納得できる医師を選んでください。

ちなみに、何でも自分でできる人は介護申請が却下され、介護保険を使ってのサービスを受けることができません。サービスを受けたい場合は自費になります。

〈ケアプランは誰が、どのようにして決めますか？〉

市役所の審査と医師の診断書を照合して、認定度合（軽いほうから、要支援、介護１〜５）が決まります。患者さんは医師の前や調査員の前では、プライドや子どもに恥をかかせたくないといった気持ちがあるため、何でもできると言いがちで、実際より介護度が低くなることがあります。家族が、前もって、できないことや問題言動を調査員や医師に伝えておくことが良いと思います。逆に、審査員の前ではわざと倒れてみせ、介護度を上げようとする人もいます。ただし、パーキンソン病などは日内変動が著明なことがあります。その場合、故意にやっていると誤認してはいけません。ケアマネージャーはその等級に応じて、患者さんと御家族のケアサービスの要望を基に、患者さんの週間スケジュールを決めます。

通所サービスも施設ごとに特徴があります。お遊戯、お絵かきなどたくさんのプログラムを提供する施設、リハビリを重点にしている施設、お茶を飲んで周りの方と話すだけの施設、入浴がある施設、食事がおいしい施設などです。ケアマネージャーから推薦された施設の中から一つを決める前に、患者さんと一緒に見学して回りましょう。利用者やスタッフに笑顔があれば申し分ありません。本文中の頑固でプライドが高いおじいさんもリハビリが充実している施設を事前に見学され、納得して通所してもらっています。もし、この話のおじいさん本人にリハビリがあることを強調せずにデイケアに行きましょうとだけ言うならば家族から邪魔者扱いされていると思い拒否していたでしょう。

〈患者の事実〉

患者さんを理解してあげることが、きわめて重要です。つまり、記憶になければ本人にとっては事実ではなく、本人が思ったことは、本人にとっては絶対的事実なのです。みなさんも借りてもいないお金を返せといわれた場合は怒るでしょう。ですから、怒ったり、説得しても無駄です。逆に、プライドを傷つけ、家族関係は悪化していきます。

〈何回も同じ事を聞いてきたときの対応〉

おじいさんはお嫁さんを亡くなったおばあさんと誤認しています。一回目は何も言わずに、はいと答えて、お茶を出してあげてください。「ちょっと待っていてね」と言って、時代劇のテレビをつけ「お姫様がどうなったか、あとで教えてください」などといって話題を変えることも有効なことがあります。一番良いのは良太君のようにまったく気にしないことです。だから良太君はおじいさんからも好かれているのです。

例えば、日にちを何回も聞いてきたときは、日めくりのカレンダーに変えるとか、過ぎた日を×で消していき、おじいさんに日にちを自分で確認させ、家族は「おじいちゃん。今日は何日だった？」と質問し、答えさせ「そう十五日なの、ありがとう」と言ってあげてください。「もう！　何回聞けば気が済むの、ぼけないでよ！」と言う代わりに「ありがとう」と言ってあげれば、好転します。このような症状は数年で消えていくものです。でも、五回も十回も同じことを聞いてくることがあります。その時は介護する側も大変ですが、出来るだけ余裕を持って接するようにしてください。大きな白いボードに日にちを書いておき、見えるところに設置し、聞かれたら、ボードを指差すのも、患者さんには失礼ですが、有効なときがあります。あるいは、『今日は何回聞いてくるかな？　八回ぐらいかな？』『七回だった。外れた。あと一回聞いてくれないかな』と思える余裕を持ったほうが楽です。

〈認知症とおっちょこちょいの違いは何ですか〉

物語の中で、良子さんが友人と彼の父を間違いましたが、認知症ではなく、オッチョコチョイと診断したのには、理由があります。オッチョコチョイの場合は、間違いをすぐ訂正することができています。認知症であれば、自身の勘違いや間違いを認識したり訂正することが難しくなります。おじいさんがお嫁さんを奥さんと間違えたように、間違いを指摘されても、表情が変わらなかったり、むしろ不機嫌になったりするようなら認知症の可能性があります。

〈認知症のおじいさんが、お世話をしているお嫁さんに向かって「あんたは誰じゃ」と聞いてきたときの神対応〉

私も以前は想像しただけで悲しくなっていました。でも、模範解答を聞かされたとき、心が和やかになりました。模範解答は「ずっとあなたのファンで、あなたのことが大好きなものです」　そして、週に一回は「今日は楽しかったね！」と言ってあげることです。そんなことを言えるかと憮然とされる方がほとんどでしょう。だまされたと思い、これを言ってみてください。驚きますよ。あなたも心が晴れますし、認知症の方もにこやかになるからです。

〈家族の苦難〉

一人で思い詰めすぎると、最悪の場合無理心中や介護殺

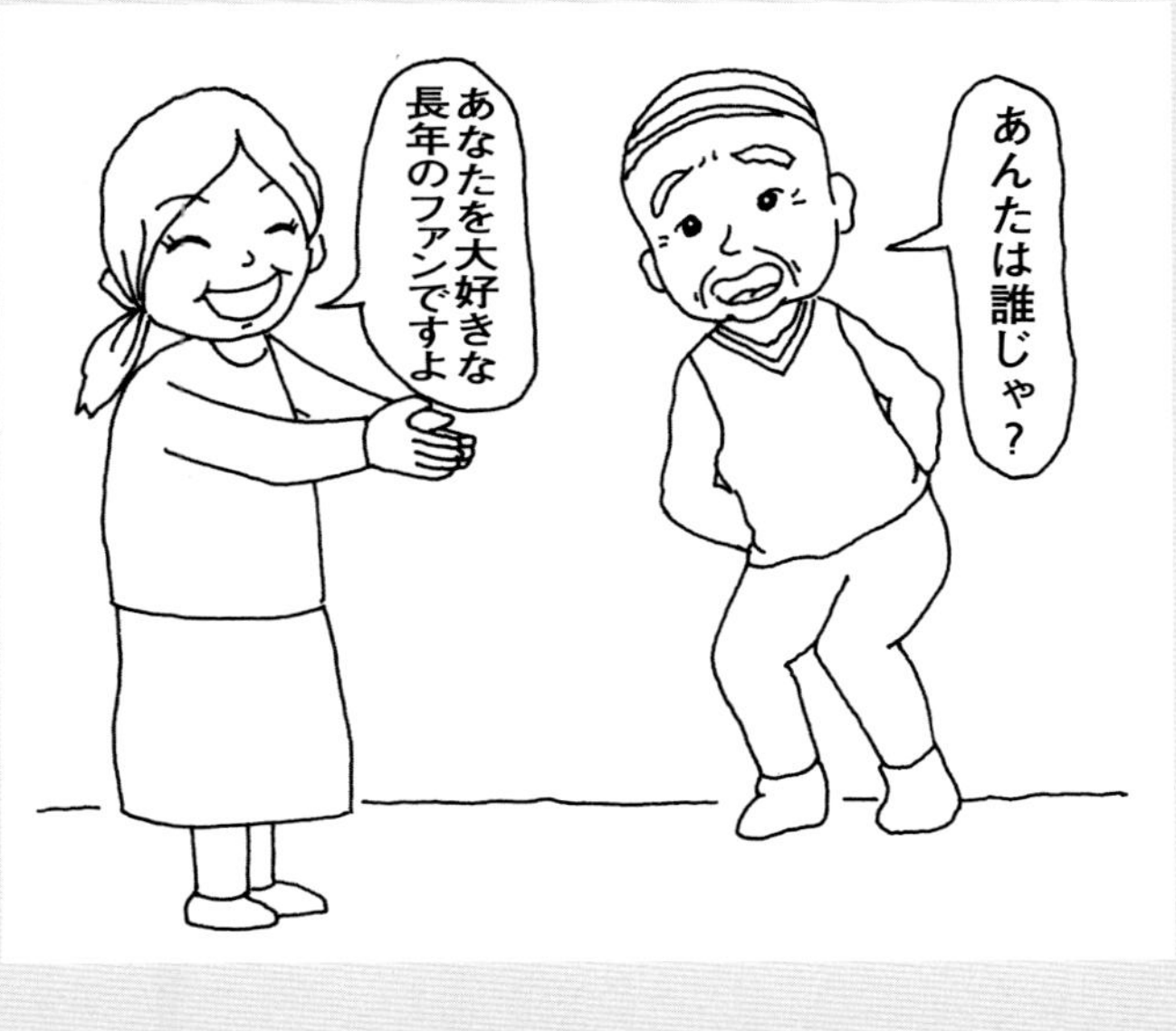
あんたは誰じゃ？
あなたを大好きな長年のファンですよ

人（年間四十三件）に繋がります。嘘も方便で許されます。財布がないと言われれば、一緒に探すふりをして洗濯物を整理しましょう。トイレに虫がいると騒いだら、トイレで用をたし「エイ、ヤー」と大きな声を出し「やっつけてきたから、大丈夫だよ」と安心させてください。手のひらに虫がいるといったら「いない」と否定するのではなく、手のひらから虫をつかみ、床に叩きつけて踏みつけてあげてください。外に誰かがいると言ったら、外に出て、犬の散歩や隣人と井戸端会議をしてみてはどうでしょうか。しばらくすると忘れてしまいますので、その場をうまく繕ってください。

また、時期が来れば、物盗られ**妄想**や**幻覚**はなくなります。【喜楽】に付き合っていきましょう。ひとりで抱え込むと、お母さんのように家を出たりして、家族の崩壊が起こります。

〈徘徊〉

おじいさんは警察に行こうとしていましたが、その他に会社に出かけたり、届け物に行ったり、友人宅に遊びに行く、などの理由で家を出たものの、その動機を忘れてしまい、道に迷ってしまう状態が徘徊です。外に出て徘徊しそうなときは散歩のつもりで一緒に歩いてあげれば落ち着きます。徘徊をなくそうとするがため、部屋に閉じ込めたり、縛ったりするのは逆効果です。

外出から気持ちをそらすことが大切です。

「友達から電話ですよ」

「友達が迎えに来ますよ」

「もうちょっとしたらお客さんが来ますよ」

「お茶を飲んでいっぷくしてください」

「せっかく作った料理を食べてからにしてください」

「今日は台風が来るからバスは走っていませんよ」などで、引きとめます。

例えば、自宅にいながら、自宅に帰ろうとしたときなど、お茶を飲ませ、気をそらした後、患者さんの思い出になっている家での出来事を話題にして話しているうちに、自宅に帰ろうとしていたことなど忘れるようです。

徘徊をしても良いようにするためには、家族だけでなく、街の子どもたちを含むみんなが認知症を理解し、徘徊している人を見かけた場合、声掛けをし、家族や警察に連絡するなどのネットワークが必要です。それがやさしい街づくり

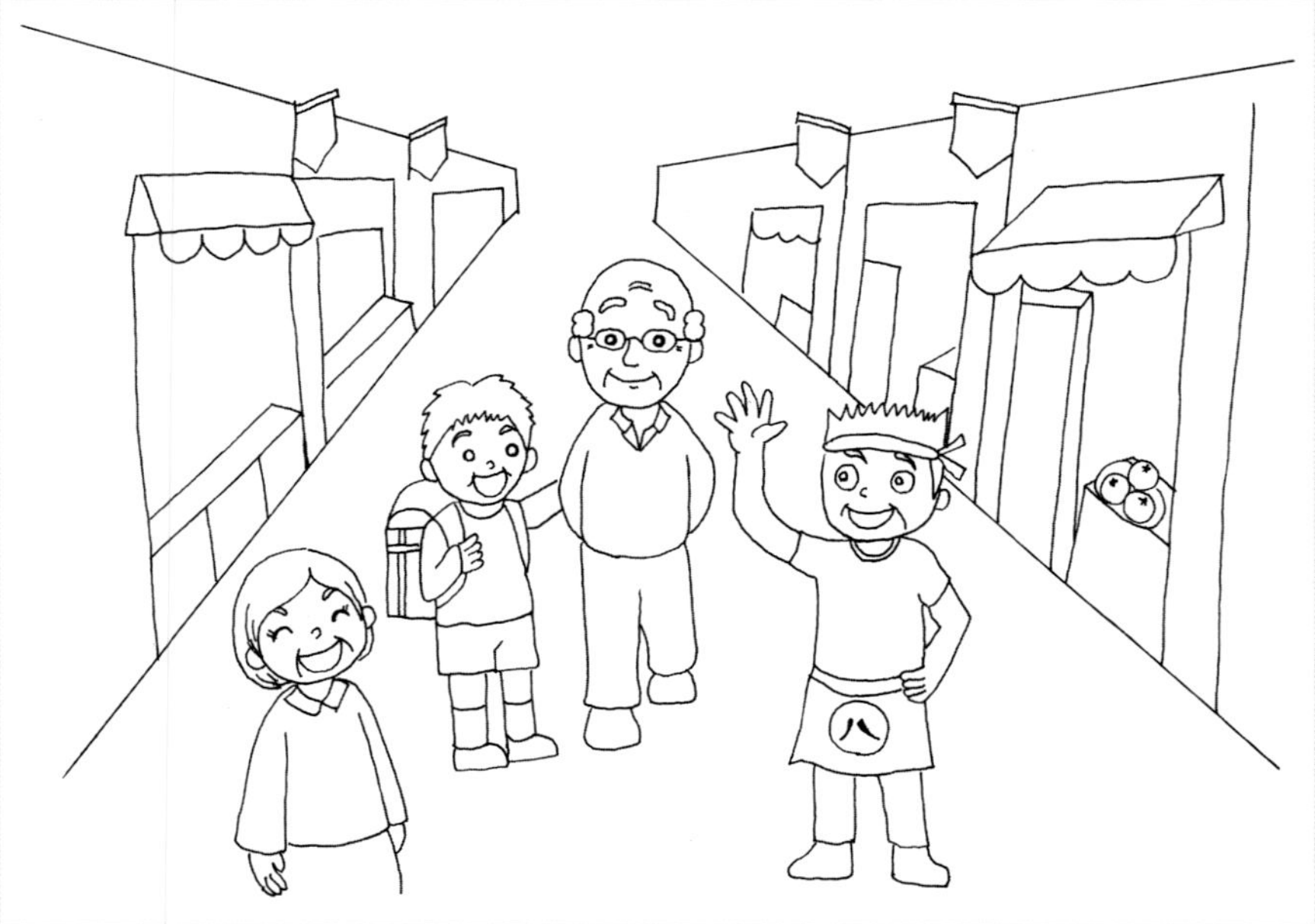

の第一歩です。徘徊と言っても、本人はただ散歩しているだけなのかも知れません。患者さんに失礼ですよね。ですから、「徘徊」という言葉は不適切という事で、使わないようにしようという呼びかけがあります。

〈徘徊している人への挨拶〉

みなさんも後ろから声を掛けられたら、びっくりしますよね。認知症の方は、見える範囲が狭くなっています。患者さんの目に見えないところから声が聞こえてきたならばおびえます。だから警察官のように存在を気づかせ、安心させた上で、目の前に来て目の高さで話す必要があるのです。

〈物盗られ妄想〉

よく見られ、困った妄想です。いちばん多いのはお金です。社会保障が充実していない日本において高齢者にとってお金は重要なのです。百歳になってテレビに出ていたおばあさんが「出演料はどうしますか？」との問いに「老後に蓄えておきます」と応えていました。笑ってしまいましたが、社会保障が充実していないことを意味していますので、あまり、笑えないエピソードです。残念ながら、盗ったと疑われるのは一番お世話している人です。お世話をしてあげているのに、悪態をつかれ、心が折れてしまいます。患者さんが疑うのは一番気が許せる人なのです。無意識のうちに、迷惑な事を言ってしまうのです。迷惑かもしれませんが、一番安心できる人なのです。だから、家族は【喜楽】な気持ちで、少し気長に患者さんと接してみましょう。

〈問題をすぐに解決してあげる理由〉

皆さんでも財布がなくなったときは、一日中ふさぎ込むでしょう。患者さんもしかりです。出来事の記憶はなくなりますが、感情の記憶は残り食事ものどを通らないし、夜も眠れなくなり、夜中に徘徊したり、幻覚がひどくなり、虫を追い払おうと暴れることさえあります。

〈昔の記憶（遠隔記憶）〉

おじいさんが痴漢にまちがわれ、警察に尋問されたことも強烈な昔の記憶です。おじいさんは満州で生まれ育ったのです。このように昔の記憶が蘇るのもアルツハイマー型認知症の特徴です。昔の記憶の貯蔵場所はアルツハイマー型認知症で主に障害される海馬ではないからです。責任部位は分かっていません。

〈子どもの認知症サポーター〉

街の子どもたちもネットワークの一員になると、ＳＯＳネットワークはもっとうまく機能するでしょう。久留米市でも、認知症の詳しい講義を受けたキャラバンメイトが小学校で講義を行い、子どもたちの認知症サポーターが増えています。子どもたちはオレンジリングがもらえ喜んでいます。

〈嘘も方便〉

家に帰ろうとしないおじいさんに『お客さんが待っている』という嘘が有効だったのも、おじいさんは元気な頃、知人を自宅に呼んで話をするのが好きだったからです。

〈介護に抵抗したり、怒ったときの対応〉

介護者は、その場をいったん離れて、コーヒーやお茶などを飲み、気分を落ち着かせた後、同じことをしてあげると上手くいくことがあります。もう一つのポイントはお互いに目を見て動作で指摘したあとに介助してあげることです。

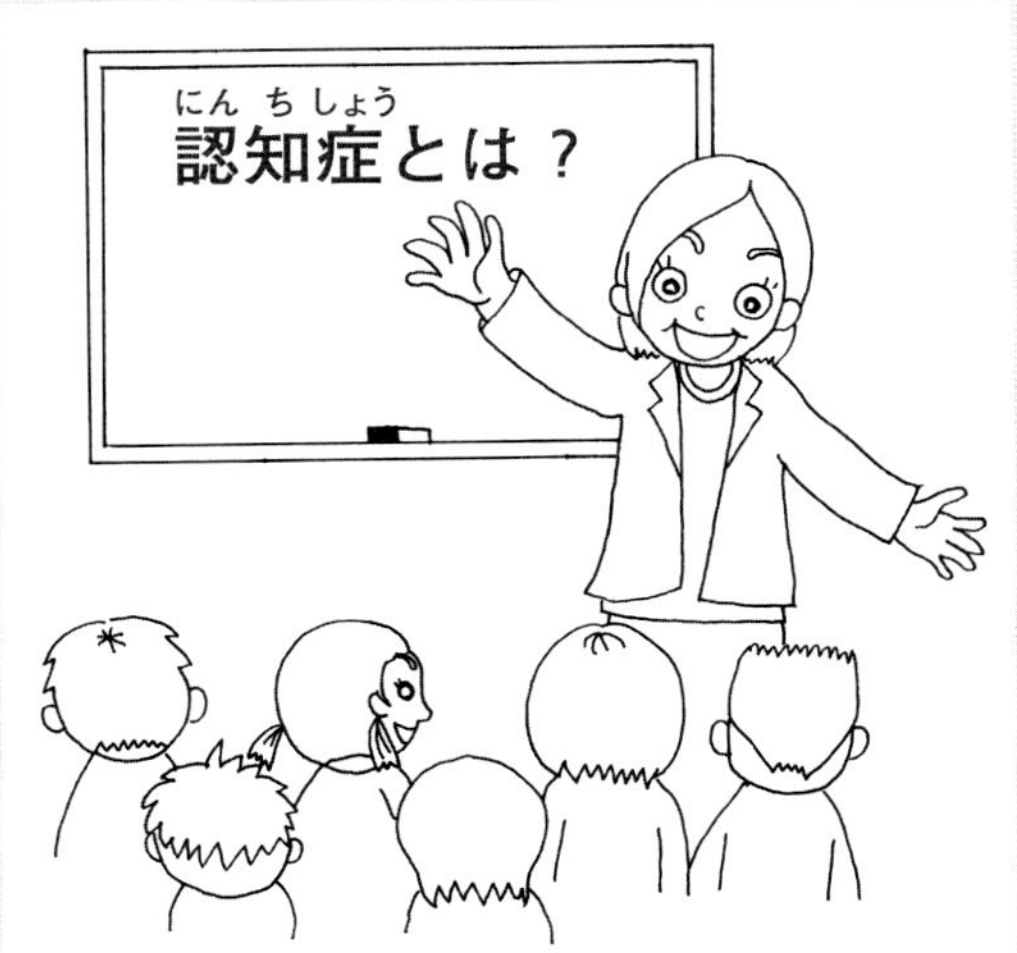

〈感情の記憶は残っています〉

近時記憶の中枢は海馬です。おじいさんはその海馬が小さくなり（萎縮）、近時記憶障害がおこり、なぜお金がいるのか忘れています。でも、お嫁さんに意地悪をされたという感情は記憶されています。だからお嫁さんの顔をみると不快な感情が出てくるのです。

感情を記憶したりコントロールする部位は、海馬ではないからです。おそらく、扁桃体を含むいくつかの場所だと思われています。

〈近時記憶とは〉

例えば、交換手に電話番号を聞き、反復しながら電話のボタンを押すような、ほんの短い間の記憶は即時記憶といい、アルツハイマー型認知症の初期は正常です。そのとき、妻に「今日の夕食は何を食べたい?」と聞かれ「シチューがいいね」と答えたら、電話番号を忘れてしまう。五六だったか五五だったかわからなくなります。これが「近時記憶」の障害です。

おじいさんとお嫁さんが面と向かって話しあっているときにお嫁さんをなくなった妻と間違えることは普通ありません。本文のように、おじいさんがお嫁さんと話し、お嫁さんが離れ、一分でもテレビを見ながら、お茶を飲んでから、さっきお嫁さんと話していたことを思い出すことを近時記憶といいます。アルツハイマー型認知症はこの近時記憶が障害されているのです。

つまり、本人の中で、(A)という事象が続いていれば(A)を記憶していますが(即時記憶)、(B)という関係のない事象が挿入されたあとに、(A)を思い出すのを「近時記憶」といいます。時間が少しでも経過し、別の事が挿入されたなら、アルツハイマー型認知症の人は、先に起きたことを忘れるのです。だから、同じことを、同じように言うのです。家族が「また同じことを言っている」と非難すると、本人は初めて言っているつもりですから怒ります。「物取られ妄想」

も、自分が置いた場所だけでなく、置くという行為の全部を忘れるから起きるのです。

〈患者の不安と家族の一員である喜び〉

家族は大変だと思います。が、本当は患者本人がもっと辛いと思います。初期の頃は以前できていたことが次々にできなくなり、家族に負担をかけ、明日はもっと悪くなるのでないかと、不安な毎日でしょう。進行していくと、家族に邪魔者扱いされ、子どもに怒鳴られることすら出てきます。感情の記憶は残っていますので、とても悲しいでしょう。

高齢者や認知症になると子ども返りをします。おねしょをした子どもを親がしかるとおねしょがなかなか治らないように、患者さんがお漏らししても笑顔で対処しましょう。しかめっ面で文句を言っても治らないし、さらに酷くなります。逆に、笑顔で接すると家族の関係は好転し、家族が穏やかになります。笑顔はただです。おねしょで困ったり、徘徊で困る期間は限られています。私も誰でも死を迎えます。亡くなってから、ああしてあげれば良かったなどと後悔しても遅いのです。

そして、何か患者さんに役割を与えることで、自分が家族の一員であり、役にたっているという思いを持ち、さらに好転していきます。出来ることを見つけ、貢献させ、家族、社会の一員だという喜びを与えてください。役割を見つけてあげてください。いいところを引き出してあげるのです。挨拶当番、簡単な拭き当番、キュウリを切ってもらう、二人でお洒落して喫茶店に行くなどです。おじいさんの場合も金魚に餌をあげたり、一緒に喫茶店に行ったりすることが好転するきっかけになったのです。

本人も周囲も「できない探し」をしてしまいます。本当は「まだできる」ことがあるのに「できない」と決めつけてしまい、何もさせずにいると、ますますいらいらし、不安が募り、認知症が悪化していきます。ですから「いいところ探し」をしてあげ、実行させてみることです。そうすれば、脳内の情報を伝える〝幸せホルモン〟と言われているセロトニンが湧き上がり、穏やかな生活を送れます。心地よい刺激を与えることによって、家族が患者さんから信頼される仲間になるでしょう。

〈手続き記憶とは〉

「手続き記憶」と呼ばれるものは、海馬ではなく、脳全体で覚えています。神経細胞および神経細胞間の連絡が活発になるからでしょう。おじいさんの場合は卓球でした。「手続き記憶」は認知症の進行期まで障害されていないことがあります。これを利用する事で、患者さんに希望・目標が無意識に湧き上がり、意欲が蘇り、認知症が劇的に改善されることがあります。これも「できない探し」ではなく「できること」を見つけてあげることです。デンマークではできることを自己資源と言います。「手続き記憶」を利用して認知症を改善させましょう。

Chapter 2

物忘れ外来

この章では、音成《ねしげ》クリニックでの外来患者さんとのやりとりを元に日々の診療風景を書いています。患者さん名は仮称です。

久留米市本町の音成クリニックでは午前中の診察が始まっていました。今日の外来患者さんも、いろんな症状、不安や心配を抱えて受診されています。まずは患者さんの話を詳しく聞いて、次に適切な質問をします。認知症を含む神経疾患の場合、一般的な病歴に加えて、患者さんの一番の問題点がどのように発症し、どのように経過してきたかを知ることが一番大切です。これでほぼ診断が推測できます。推測できなければ、診察や検査で新たに診断がつくことは非常に稀です。

つまり、神経疾患の場合、診察や検査より、話を聞くことが重要なのです。若い脳神経内科の医師は常にこの基本を大事にして治療をしてほしいと思います。

一、桑田さん夫妻（正常な物忘れの患者）

十時頃、女性の患者さんが、夫に抱えられ運びこまれました。桑田さん夫妻でした。夫人は応答なく、目は閉じ、*(1) 手足は麻

---

*(1)
心が原因の場合、目は閉じていることが多く、「てんかん」発作などの脳の病気の時は目は開いていることが多いです。

**過呼吸（過換気）症候群
過呼吸になりますと身体に酸素が多くなりすぎ二酸化炭素が少なくなり、アルカローシス（血液がアルカリ性に傾くこと）になり、手足がしびれ、酷い時は意識障害が起きます。

痺し、手の指はツバメのくちばしのように伸び、「はっ、はっ、はっ、はっ……」と息が荒くなっていました。体温、脈、血圧など一般所見に異常なく、手足の麻痺に左右差がなく、強い麻痺があるのに、彼女の腕を顔の真上に持ち上げ離すと目に当たるのを避け落ちることなどから、心の病気からおきた典型的な過呼吸症候群＊＊と診断しました。

桑田さん夫妻について、少しお話をします。夫妻は久留米の郊外で二人で農業を営んでいました。ところがある年、お金を工面して建てたばかりのビニールハウスが台風で全壊し、多額の借金だけが残ってしまいました。借金の取り立てから逃れるため、流浪の生活が始まりました。医療費は出世払いです。夫はその後どうにか深夜のコンビニで働けるようになりました。妻の発作はむしろ夫が優しいから起きるのでしょう。治療のために行ったペーパーバッグ式＊(2)でむしろ暴れだしたので、安定剤の点滴を開始しました。しばらくして、落ち着いてきたので、音成《ねしげ》医師は桑田さんに、

＊(2)　買い物袋を頭にすっぽりと被らせる過呼吸の治療法です。自分が吐いた二酸化炭素が多い息を吸うことによりこの状況を改善させます。

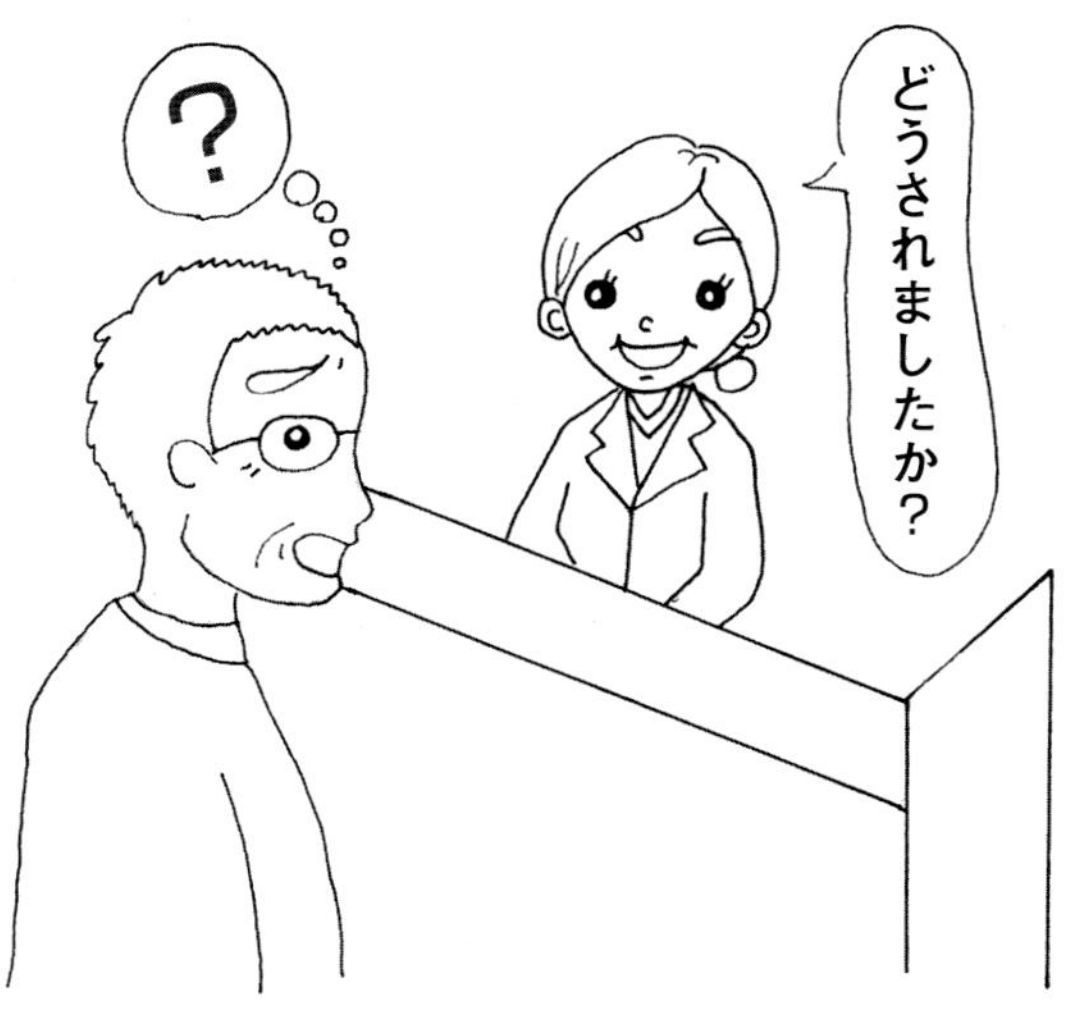

「奥さんは毎日のように過呼吸になっているでしょう。自立支援法[*(3)]を受けたらどうでしょうか。医療費が三割でなく、一割負担になりますよ」と提案しました。

「どうすればいいですか」

「受付で聞いてください。揃える書類などの手続きを教えてくれますよ」

一方、夫のほうの桑田さんは不眠を訴えていました。診察したところ、血圧の上が一八〇、下が一一〇でした。二年前にも指摘されたことがありましたが、元気一杯であることから、放置していたようです。「桑田さん、高血圧はサイレントキラー（沈黙の殺し屋）といわれていて、放置すると、血管はさび付き、脳梗塞、脳出血、心筋梗塞、認知症などの原因になりますよ」と説明し、食事療法と内服を約束させました。

診察を終えた桑田さんは受付に行きました。

「あれ、何を相談するのだっけ?」

「どうかされましたか」という受付の問いに、

「い、いえ、大丈夫です」と言って、しばらく、立ちすくみましたが、思い出せません。

しょうがないので点滴室にもどり、やっと穏やかになった妻の寝顔を見て、医療費のことを考えはじめたところ、思い出しました。『自立支援法[*(3)]の手続きについてだった』。受付に

*(3) 精神疾患のため継続した通院治療が必要な人が対象です。通院医療費が一割負担になります。主治医と市役所の障害者福祉課に相談してください。

戻り、教えてもらいました。

◎桑田さんのケースの説明と補足

〈過呼吸症候群のペーパーバッグに代わる対策〉

過呼吸発作が起きたとき、人前で買い物袋をかぶるのは恥ずかしくてできないでしょう。そこで、過呼吸対策マスクを考案しました。大きめのマスクの中に息を通さない厚紙を入れます。厚紙を、お盆のように端を直角に立てて顔にフィットさせると、厚紙の中に空気がたまり、吐いた息を吸うことになります。外からは普通のマスクに見え、簡単で、極めて有効です。

〈受付で何を相談しに来たかを忘れているのは、認知症だからですか？〉

桑田さんは何かを相談しに受付に来たことは記憶しています。全部を忘れているわけではありません。一部の物忘れです。頻繁に起きないかぎり正常でしょう。

〈全部を忘れるのは病的で、一部の物忘れは正常だとよく言われますが、本当でしょうか？〉

本当ですが、注意が必要です。例えば、朝食を食べたことを忘れるのは食事という行為全体を忘れるのだから、認知症であることは、子どもでも判断できます。朝食で何を食べたか忘れるのは一部を忘れたことになります。この場合、認知症の初期のことも、単に正常の物忘れということもあるのです。ですから、認知症初期の場合、正常との識別が困難です。「正常な物忘れ」と「病的な物忘れ」の違いの一つに進行の速度があります。正常ならば、家族から見て一年前と知的機能に変化ありません。が、家族から見て物忘れが多くなっていると感じるならば病的な物忘れの可能性が高くなります。桑田さんの一部の物忘れが年単位で進行しないかぎり正常な物忘れでしょう。

二、亀岡さん（アルツハイマー型認知症、軽度～中等度障害）

次の患者さんは亀岡さんです。

「亀岡さん、お入りください」と、受付から声がしました。

六十七歳になる亀岡さんは以前は証券会社でバリバリ働いていた人ですが、バブル崩壊後、仕事にミスが多くなり、上司から叱責されたのをきっかけに、引きこもるようになり、その結果、会社を退職せざるを得なくなりました。そのころ、奥さんともうまくいかず離婚されています。今日は、引きこもりと物忘れを心配され、妹さんに連れられ受診されました。*（4）

彼は元来真面目でしたが、キレやすい傾向がありました。

*（4）
認知症を心配して一人で受診された場合と家族に連れられて来た場合、どちらが病気のことが多いですか？
☞圧倒的に、家族に連れられてきた場合です。

*（5）
中年時の肥満は認知症になるリスクが高まります。

以前の精悍さはなくなり、前歯が欠け、うすくなった髪は乱れ、働いていたころと比べると十五kgも太ってしまいました。[*5] 知能検査で軽度の知的障害が見られ、頭部ＭＲＩでは海馬が少し小さくなっていて（萎縮）、少しずつ進行する、いわゆる緩徐進行性の知的障害があり、その他には運動障害などの神経学的異常がないことから、アルツハイマー型認知症と臨床診断しました。

診察中、異臭がします。亀岡さんは、

「先生、ウンチの臭いがするよ」と言いました。

思わず音成《ねしげ》医師は、白衣をあちこち見ましたが、何もついていません😮。でも不安になり、「ちょっと待ってね」と言って、隣の部屋で看護師さんに後ろを見てもらい、音成医師の疑いは晴れました。臭いの元はやっぱり、亀岡さんでした。よく聞くと、一週間前に手羽先をたくさん買って、食べ残しを部屋に置いているそうです。さらに、

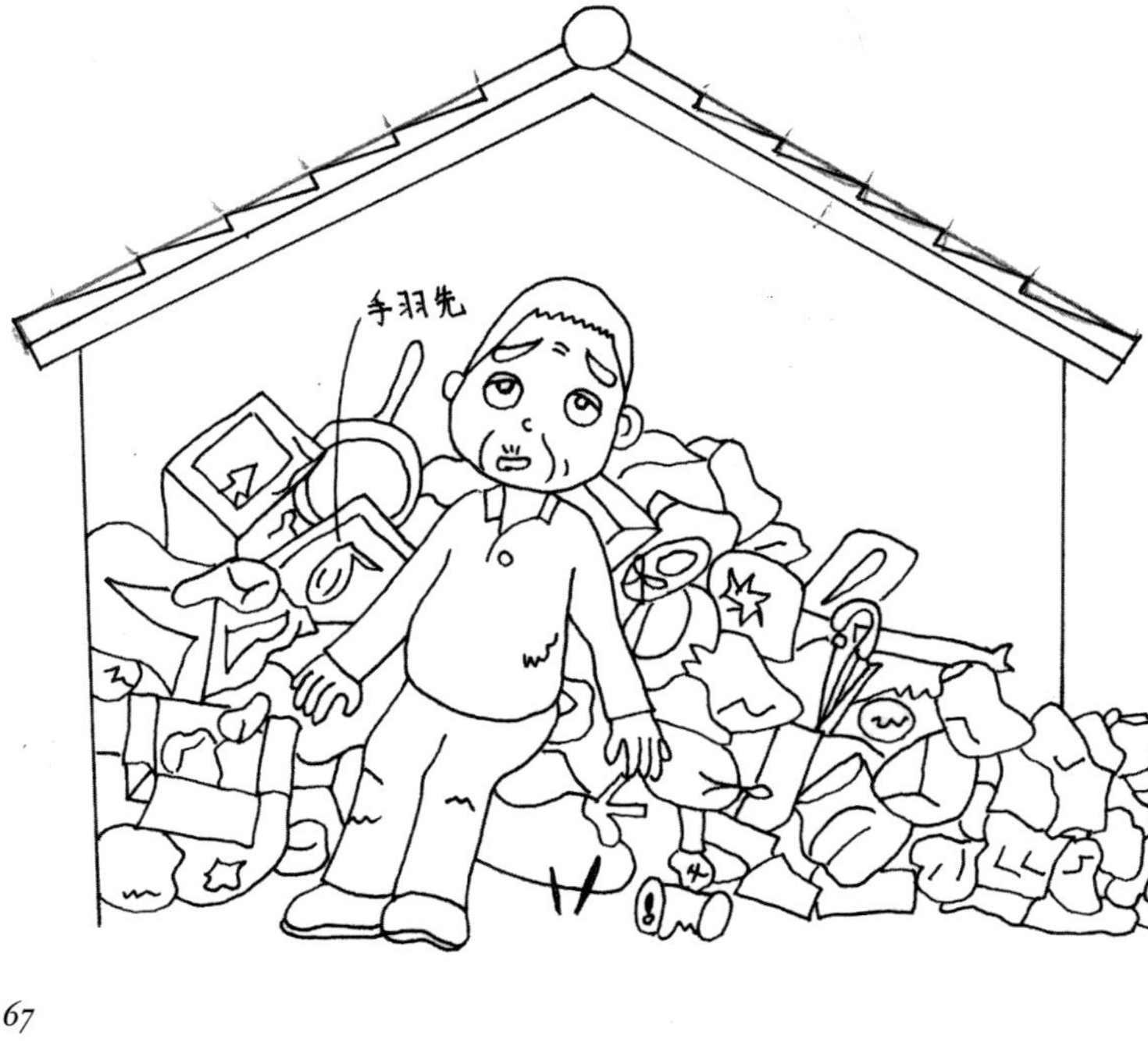

一ヵ月以上入浴してないと自慢します。手羽先・汗・尿などが混じった匂いです。

『汗かきの私なら四日入浴しないと湿疹ができるのに』と思いながら音成医師は診察を続けました。採血の際、アルコール綿で腕をふくと綿が真っ黒になりました。彼が診察室を退出した後は、次の患者さんのために、看護師さんが一斉に窓を開け、消臭スプレーをまかなくてはなりませんでした。

彼にはまた、ごみの収集癖があります。マスコミをにぎわしているいわゆる「ゴミ屋敷」*(6)です。自分では問題ないと思っているのが問題なのです。

亀岡さんの診察が終わり、別の患者さんを診察していると、病院の外から「ガッシーン」という大きな音がとどろきました。

受付の人が急いで外に出てみると、亀岡さんの車が駐車場の入口から出ようとして、入ってきた車と衝突したのです。逆走の一つです。警察が呼ばれて、彼は調書をとられました。

亀岡さんは相手の運転がうまければ避けられた事故だと顔をこわばらせて主張しました*(7)。

*(6)

ゴミ屋敷にさせないためにはどうすればよいでしょうか?

☞ゴミ屋敷になる前から、話し相手になってあげることでしょう。ゴミ屋敷の住人も、亀岡さんと同様、一人住まいの人が多いのです。地域の中で孤立させないことです。

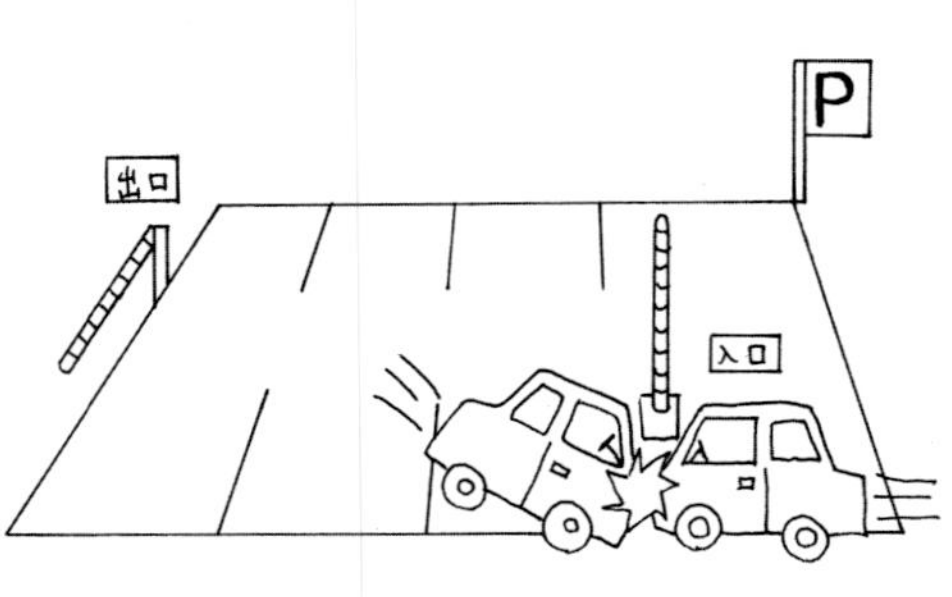

警官との話し合いが終わり、待合室に戻った亀岡さんは、小さな声でブツブツと独り言を言い始めました。待合室がざわめきたっています。看護師さんがあわてて、

「先生、先生、先生、みてください」

音成《ねしげ》医師は診療室から待合室に行くと、そこにはパンツを脱ごうとしている亀岡さんがいました。

警察との現場検証で、頭が混乱したのでしょう。

さすがに、音成医師も思わず、

「亀岡さん、やめましょう。そんなことは、別室でやってください」

と、大声で諫めました＊(7)。

亀岡さんは怒って、

「暑いから、脱いでいるのに、何が悪い」

「何を言っているのですか、落ち着きましょう」

亀岡さんは、「何を！」と収拾がつかなくなりました。

そこに、患者さんで元警察官の大熊さんが現れ、

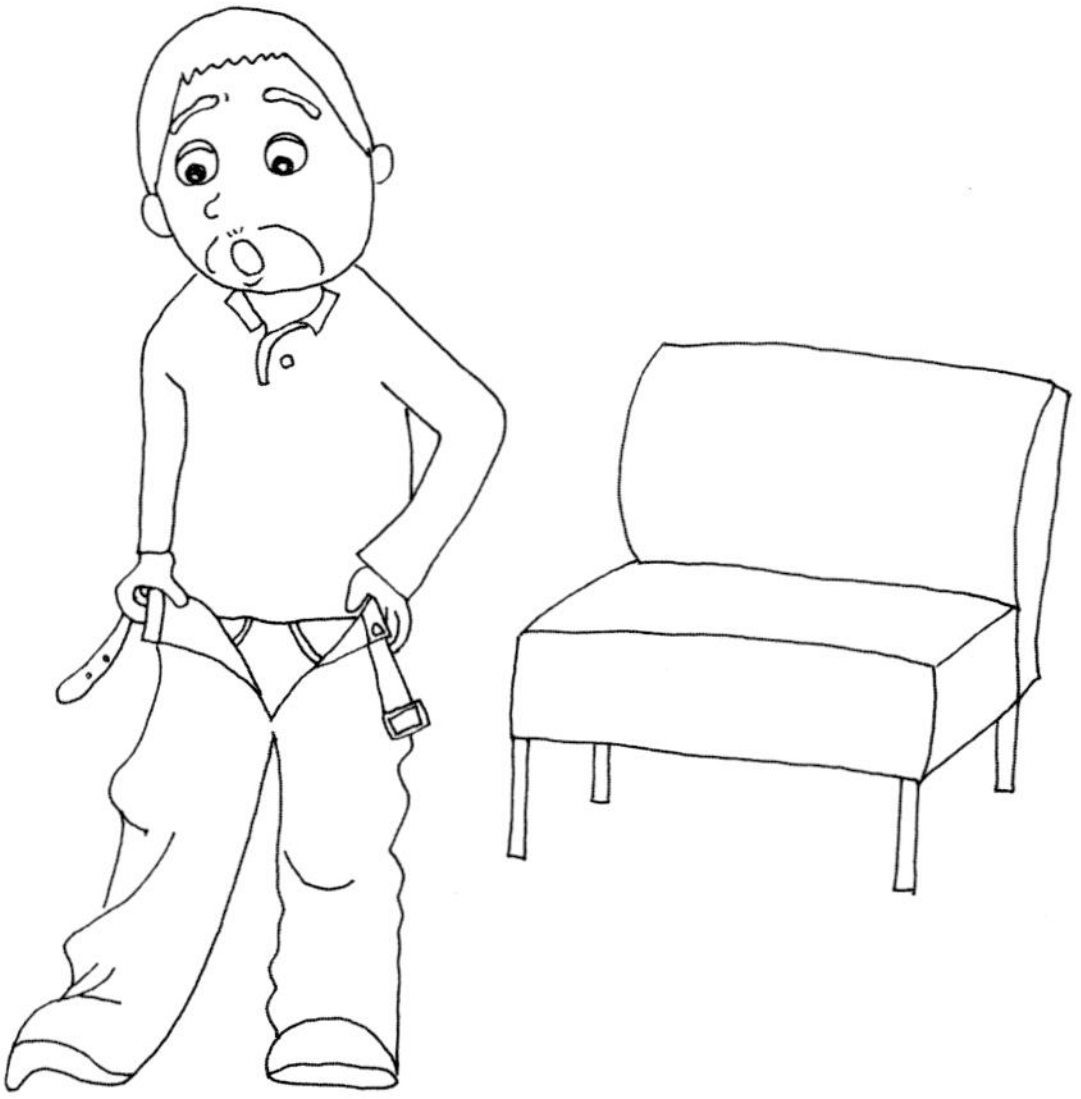

＊(7)
アルツハイマー型認知症では位置関係が分からなくなる視空間認知障害で「逆走」が起こり得るのです。(76ページ参照)

助けてくれました。彼は六十歳で顎鬚をはやし、いつも作務衣を着て受診されています。博学の彼によると「心の師となるとも心を師とせざれ」という彼の座右の銘に反して、あるとき、自分の心を師としてしまい、心のままに生きたため、警察官を辞めた人です。なんと彼の今の心の師は音成《ねしげ》医師だというのです。いやはや・・・・☺。

彼は亀岡さんの横に座り、肩に手をかけ、

「どうしたんだね」と穏やかに亀岡さんの言い分を聞いてくれました。

事故を起こしたこと、警官が偉そうだったこと、悪者扱いされたこと、暑かったこと、通院の理由を聞かれたことなどをこわばった顔で話していました。

その後、やさしい声で、

「先生にお世話になっただろう。迷惑かけちゃいけないよ」

と、やさしく声をかけ、

「はい、ズボンをはいて」

と、ズボンを持ち上げ、

「靴も履こう」

と、言って、靴の向きを変えてあげ、

「立ち上がろう」

と、言って、脇に手を添えて、

「一緒に帰ろう」

と、玄関前まで誘導してあげていました。

亀岡さんは、何事もなく、帰って行きました。

音成医師は大熊さんの対応は、フランス生まれのユマニチュードという対処に似ていると感心しました。

◎亀岡さんのケースの説明と補足

〈ユマニチュードを説明してください〉

☞医師ら医療従事者が認知症患者を診察・看護・介護するときのお手本です。大熊さんは、人の習性を知り、揉め事の対処方法を知っています。さすがです。

決して、高飛車に言うのでなく、検査値のみを見るのでなく、パソコンだけを見るのでなく、まず、患者さんの傍に行き、目線をあわせ、話しかけます。患者さんは視野が狭くなっている

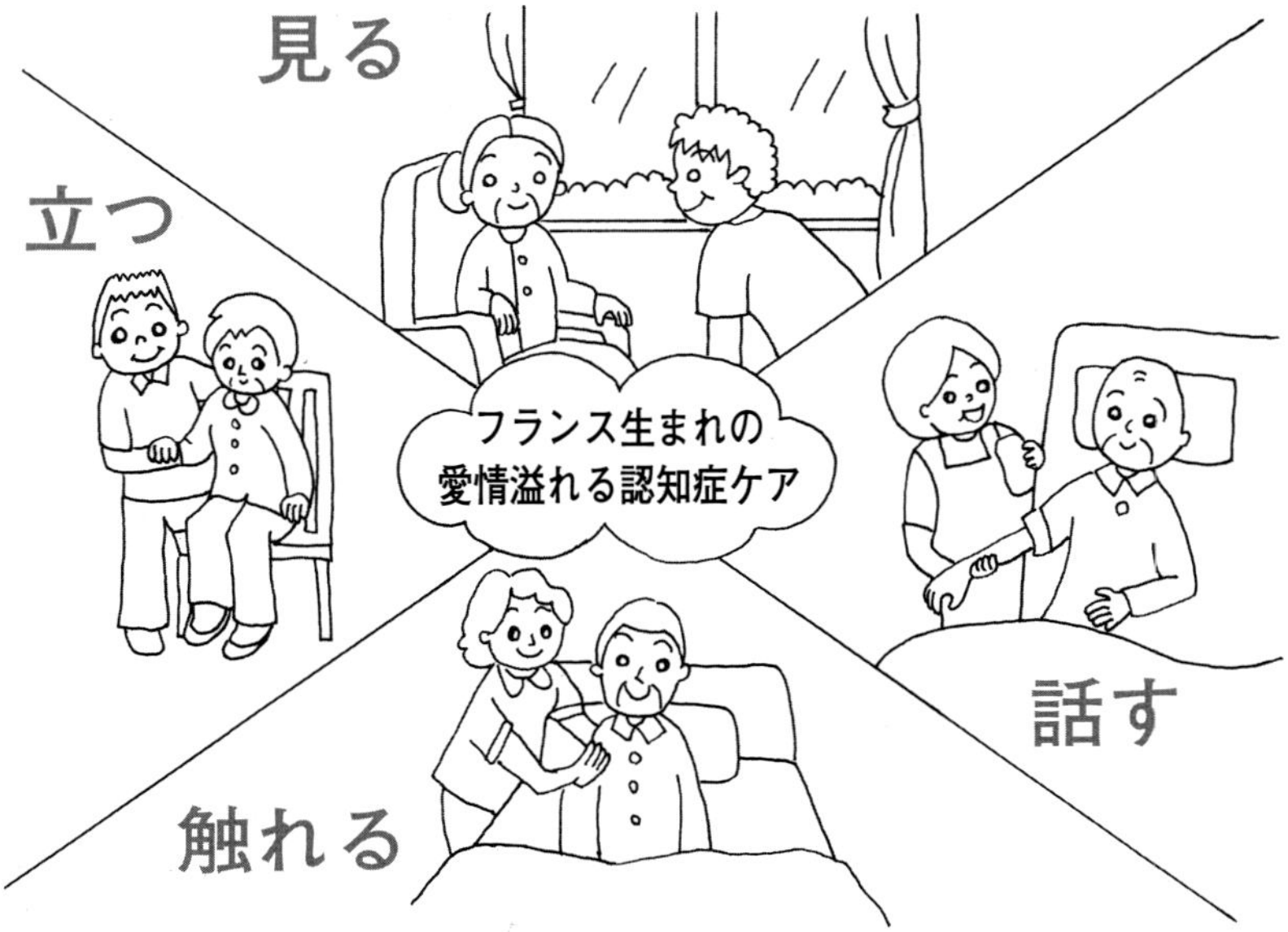
見る
立つ
話す
触れる
フランス生まれの
愛情溢れる認知症ケア

（HELPMAN JAPAN 作を参照して作図しました。）

のです。例えば、車椅子に座った患者さんと目をあわさず、たったまま声をかけると、患者さんは知らないほうから声が聞こえたり、体を触られたりすると不安がります。例えば、聴診する時は自分の胸に聴診器を当て、今から胸の音を聞きますよと、次の動作を説明しながら、診察・介護することが大切なのです。ユマニチュードでは、この他、立つことを重視し、一日二十分は立つようにとされています。十秒でも良いのです。寝たきりや座りっぱなしでは、認知機能や残存している運動機能にも悪影響を及ぼすからです。

〈一人で受診〉

物忘れを心配して一人で受診される場合のほとんどは、その段階では正常範囲のことが多く、様子を見ることになります。亀岡さんのように家族に連れられてきた場合、本人が否定してもほとんどが認知症のことが多いようです。認知症がある程度進むと、本人に物忘れをしている自覚がなくなる上に、身体は良く動くので「自分は健康だ、心配ない」と思ってしまうのです。

図① アルツハイマー型認知症の初期は運動障害がない。

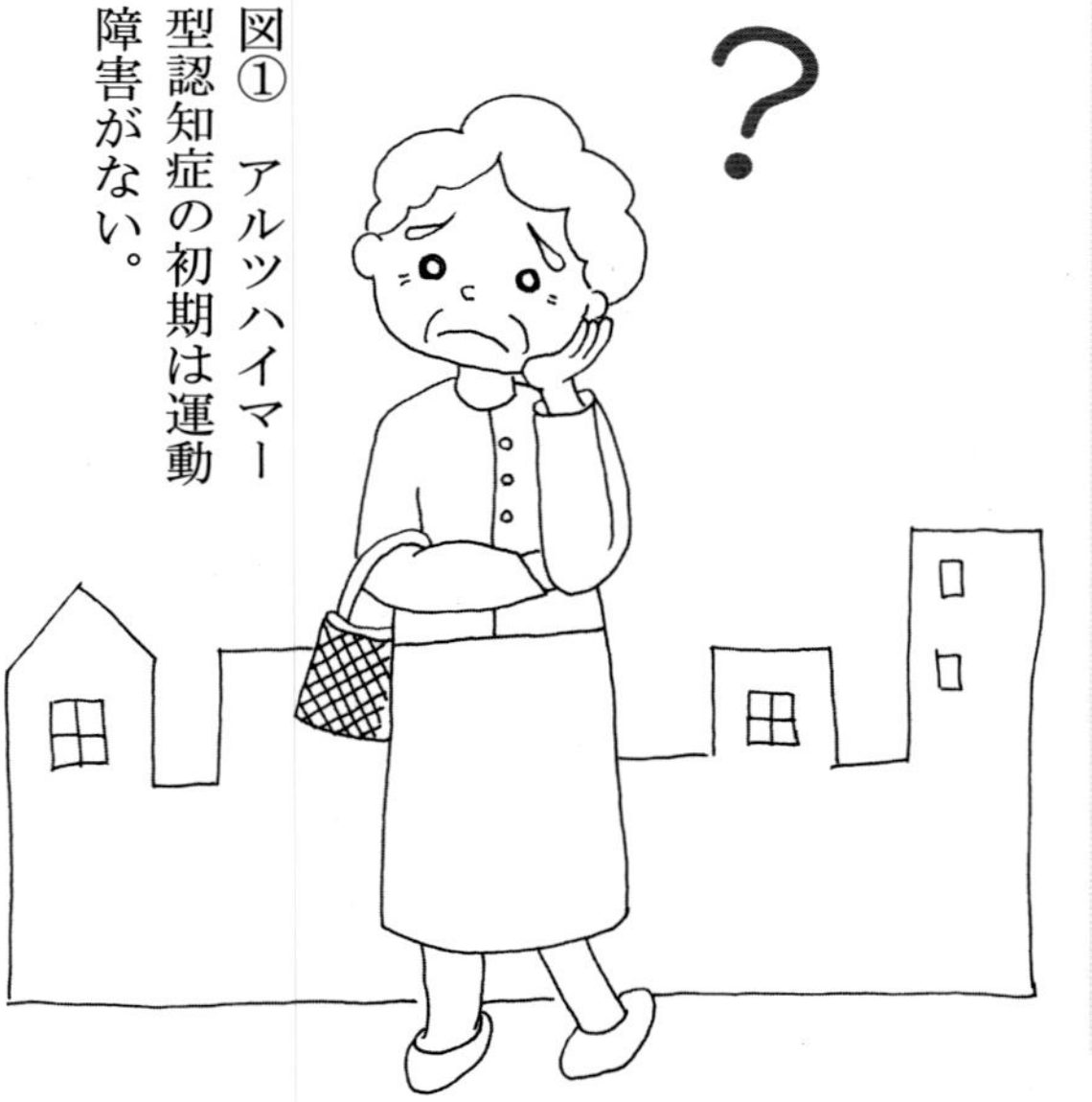

〈認知症で二〜三番目に多い
レビー小体型認知症とは〉

図①に示すように典型的なアルツハイマー型認知症では初期から中期ぐらいまでは運動障害が出ることはありません。一方、頭部ＭＲＩは異常がないのに、認知症の発症が、パーキンソンの症状が出てくる前、あるいはパーキンソン症状の発現後一年以内であればレビー小体型認知症と診断しています（一年ルール）。

この疾患の精神症状としては、一日のうちでも、また日によっても変動する認知症、亡くなったおじいさんと話しているなどの具体的な幻視、妄想、うつ状態などがあげられます。運動障害としては、図②のように徐々に動作が鈍くなり、繰り返す転倒、歩行障害が起こってくるなどのパーキンソン症状が特徴的です。その他、睡眠のＲＥＭ期（眼球が急峻に動く時間帯）に大声で叫んで、壁に向かって喧嘩するなどのＲＥＭ期睡眠行動異常症もみられることがあります。

一方、パーキンソン病が出現し、一年を越え、遅れて認知症をきたした場合を「認知症を伴うパーキンソン病、Parkinson's disease with dementia」と呼んでいます。両者は、パーキンソン病と同じで、レビー小体が脳の神経細胞に沈着する病気です。ざっくりとおはぎで例えます。おはぎの内部の小さな領域（黒質）がカビるのがパーキンソン病、黒質とおはぎの表面のあん

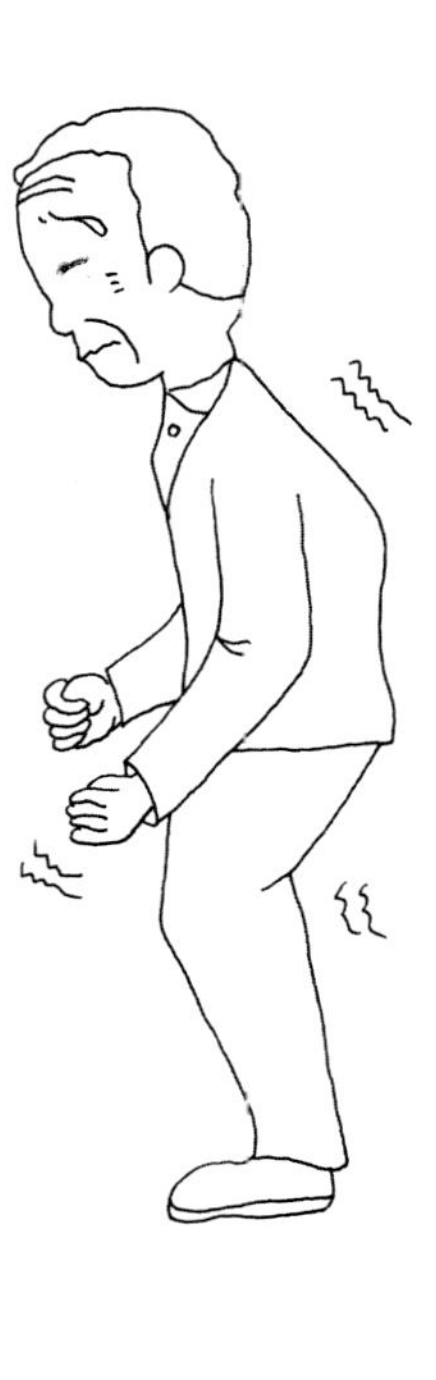

図②　レビー小体型認知症は初期から運動障害がある。

こがほぼ同時にカビるのがレビー小体型認知症、まず、黒質がカビ、遅れておはぎのあんこもカビてくるのが「認知症を伴うパーキンソン病」です。つまり、沈着する場所や時間で三つの病名がついています。本質は同じで、三つをまとめて、レビー小体病と呼んでいます。レビー小体型認知症と「認知症を伴うパーキンソン病」は同一線上にあり、その境界を一年で区切っているだけの病名で、研究用などでしか意味がありません。将来、適切な別名がつけられるでしょう。

〈認知症で二～三番目に多い血管性認知症とは?〉

脳血管障害の発作に伴って発症するため、発作が繰り返されるたびに階段状に認知機能が増悪することが特徴です。

多くの症例で、脳卒中後を示す片麻痺などの局所的神経症状が見られます。アルツハイマー型認知症などでは、認知機能全般に徐々に出来ない事が多くなっていき、ヒントを与えても思い出せませんが、血管性認知症では、ヒントで思い出したり、人格は保たれ、判断力や理解力などは低下していなかったりすることがあります。同じ事をしても出来る時と出来ない時が繰り返し起きたりします。その他、夜間の錯乱、ろれつが回らない、飲み込みが悪い、うつ状態、不安、葬式で笑ってしまうような感情失禁などが見られることがあります。

〈ゴミ屋敷〉

高齢者が一人になった時は地域の人々との交流が必要です。特に、民生委員だけでなく近所の方の声掛けやお誘いなどが重要になります。ゴミ屋敷で迷惑行為が起こってからでは遅いのです。一人になった時点から、話し相手を作ってあげ、社会参加の機会を増やしてあげれば、ゴミ屋敷などの迷惑行為は少なくなるでしょう。各校区に独居老人専門員の配置が必要だと思います。片づける方は、本人にわからないよう徐々にして下さい。

〈いかがわしいものを集めるマニアも認知症なんですか？〉

違うでしょう。ゴミ屋敷は必要なものと、そうでないものとの区別がつかないがために起こりますが、マニアは分かっています。

〈いかがわしいものを集めるマニアと鉄道マニアはどう違うんですか？〉

音成《ねしげ》医師は脳の臨床研究を長年行ってきました。認知症、脳卒中、パーキンソン病、てんかん、片頭痛などを見てきて、神経細胞に対する持論があります。ノーベル賞をもらうほど優秀な神経細胞を持っていても、認知症になるとその優秀な神経細胞は壊れています。オリンピックの運動選手は運動をつかさどる神経細胞が優秀なわけですが、神経細胞が脳卒中で壊れれば、走ることすらできなくなります。また、てんかん発作で一部の脳の神経細胞が興奮すると、その神経細胞の役割が勝手に出てくるのです。

音成《ねしげ》医師の米国留学中の話ですが、英語と他国語の両方話せるてんかん患者の言語中枢の場所を正確に同定するために、頭蓋骨を開けて直接、大脳の言語中枢を電気で刺激しました。すると、不思議な現象がみられるのです。ある部位ではスペイン語は話せるが英語が話せなくなる。部位を少しずらして刺激すると、今度は英語は話せるがスペイン語が話せなくなったのです。つまり、脳神経はそれぞれが役割を与えられているだけだということです。

そう考えていると、鉄道関連グッズを集めるマニアも、常識では考えられないようなものを集めるマニアも興奮する神経細胞の部位が少しずれているだけなのです。そのわずかの差が、社会的に認知されている趣味と、いかがわしい趣味とを分けるのですから、脳は不思議です。

〈逆走〉

アルツハイマー型認知症の中期までは運動機能は保たれています。だから運転はそれほど下手ではないので患者さんは免許を返上したくないのです。亀岡さんもそうでした。

もし自分の周りに認知症の方がいらっしゃれば、自分の家の周辺、あるいは街の簡単な地図を描かせてください。描けなくなっていれば、一人での運転は避けるべきです。時計の針が描けなくなったときや交通標識の意味が分からなくなったときは、運動機能が正常でも運転は禁止です。

〈視空間認知障害〉

これが障害されますと自分の周りと自分の位置関係がつかめなくなります。例えば、部屋の真ん中にいて、三メートルほど離れているテレビを観ているのに、部屋の隅っこでテレビを観ているといった誤認が起こります。物体の位置、方向、大きさ、形状、間隔などの物体の三次元的認識が出来なくなる状態です。例えば、丸いケーキや卵焼きが均等に切れなくなる、車の車庫入れが下手になる、道に迷う、逆走、などです。

〈高齢者の免許更新時、何歳から何を受けるのですか？〉

平成二十九年三月より、高齢者向けの道路交通法が改正され厳しくなりました。七十五歳以上の方は試験場で全員、予備認知機能検査を受けることになりました。その結果、認知症の疑いありとなった場合、医師の診断が必要になります。医師より認知症と診断された場合、免許は取消となります。たぶん亀岡さんも取消になるでしょう。

〈運転を止めさせるためにはどのような方策がありますか？〉

一、かかりつけの医師に強く言ってもらう

二、一目置いている人に強く言ってもらう

三、バッテリーを外す

などがあります。

〈免許証を身分証明書として使っている人は取り消されたら困ります〉

対策として運転免許証の代わりに、運転経歴証明書が発行されます。これが身分証明になるということが確証されています。

〈予備認知機能検査はどういう検査ですか？〉

検査は三種類行われます。まず、日にち、場所を正確に言えるかどうかの見当識検査。次に近時記憶の検査。これはいくつかの図を見せ、しばらくしてから何を見せたかを思い出させます。家庭で試してみるときは、三つの言葉（桜、猫、電車など）を憶えてもらい、数分後に憶えているかを聞いてみてください。三つのうち一つも記憶していないならば検査クリアは難しくなるでしょう。最後が針時計の描写。まず時計の文字盤を、それから、例えば四時四十五分の長針と短針も書いてもらいます。時計になっていないならば問題です。亀岡さんのようにこれら三種類の検査が出来ない時は、運転は禁止になります。

なお、医療従事者が亀岡さんを警察に通報しなかったからといって、罰せられることはありません。

三、大熊さん（ＭＣＩ軽度認知障害）

大熊さんの診察の順番が来ました。大熊さんは認知症ではありません。でも、軽度認知症と疑われていた時期があります。それは軽い脳梗塞を患い、うつ状態となり、近所の精神科の病院で抗うつ剤を飲んでいた時期です。そのころの長谷川式簡易痴呆検査は三〇満点中二三点で、軽度認知障害（ＭＣＩ）と診断されていました。*(8)

その後大熊さんはうつ状態は軽快したと自分で判断して、その病院でもらっていた抗うつ剤を自分で勝手に中止したのでした。ところが、しばらくすると認知機能は正常になったのです。

音成《ねしげ》医師は、

「どうして抗うつ剤を勝手にやめたの？」

と、質問すると、大熊さんは、

「友達からうつの薬を飲んでいたら呆けると言われたんだ」

「な、な、なんということを……医者より、友達の言葉を大

＊(8)

MCIとは何ですか?

☞ＭＣＩはmild cognitive impairmentの略で、軽度認知障害です。物忘れがあり、認知症が疑われますが、認知症とは断定できない一群です。とりあえず診断をつけとこうという便利な病名です。(85ページ参照)

切にするのですか？　ちゃんと医師に相談しないとだめですよ」

「でも、よくなったからな」

「そ、そ、あのね、そういう場合もあるのは認めます。*(9) 私を含め医者も完璧とは言いません。でも、大変になる場合があるのだよ」

　大熊さんは、いつものように、

「今日も頭痛がする。何とかならないですかね」

と、笑いながら訴えてきました。しかし、笑って頭痛を訴える方に大事だったためしはありません。*(10) 念のために撮影したＭＲＩも異常がありませんでした。音《ね》成《しげ》医師は大熊さんと向き合って、頭痛の訴えを聞いていました。長いので、次の患者の初診のカルテをみて、その診断を考えながら、

「そうね、大変ね、……そうね、大変ね」

と、つい、聞き流していました。すると大熊さんは突然血相を変え、

「先生は私の話を聞いてないな！」

＊(9)
　薬の減量でよくなることがあるの？

　☞ありますが、危険です。

(86ページ参照)

＊(10)
　頭痛を訴えた場合、必ず病院を受診させた方がいいのは、どんなときですか？

　☞初めての頭痛は要注意です。さらに、頭痛のため、お化粧をしていなかったり、髭を剃らないで受診された場合は危険性が高くなります。この日の大熊さんはいつもよりすっきりしていました。

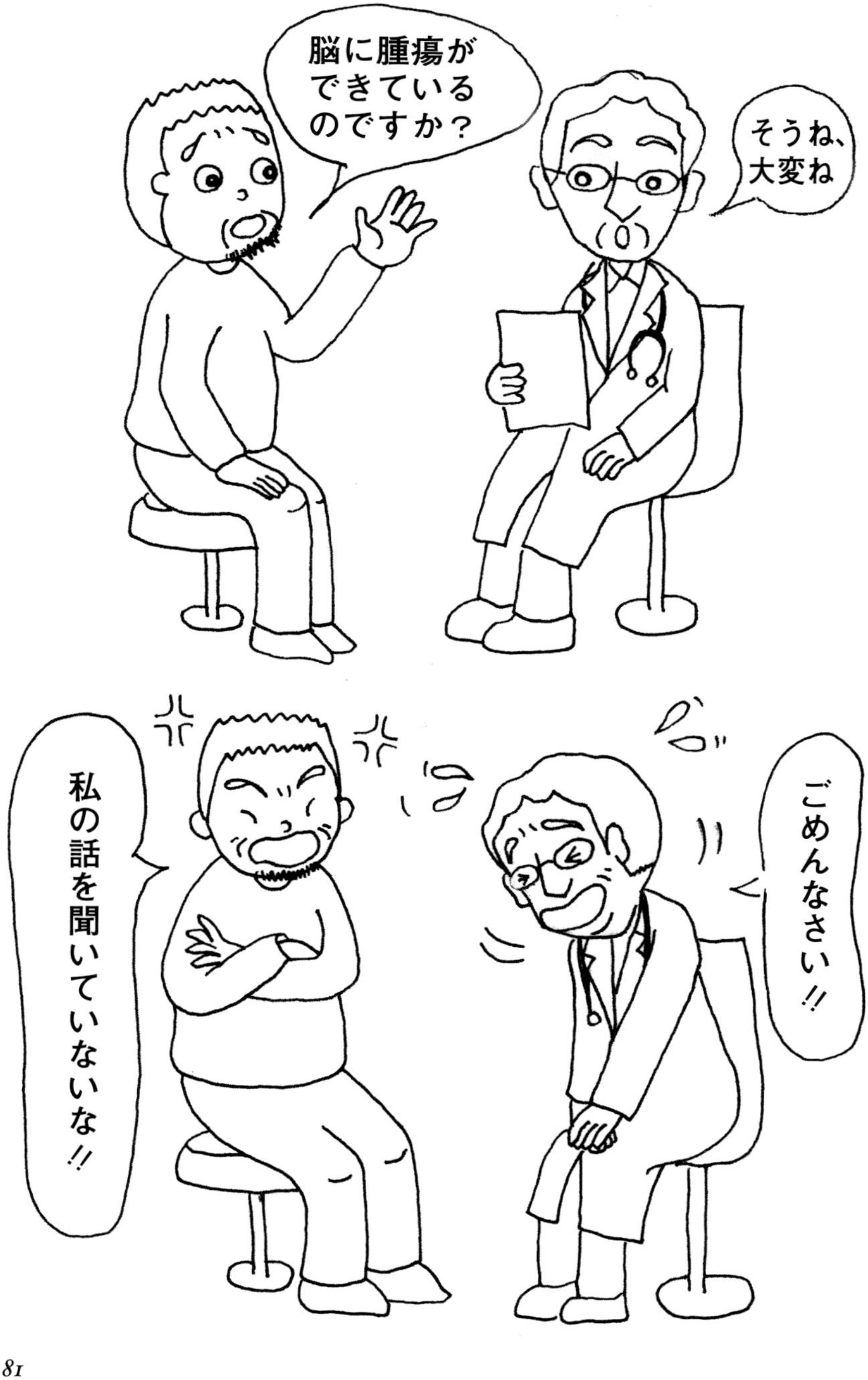
脳に腫瘍ができているのですか？
そうね、大変ね
ごめんなさい!!
私の話を聞いていないな!!

と、怒鳴ったのです。実は、大熊さんは、音成《ねしげ》医師に、

「脳腫瘍ができて、頭が痛いのですか?」と聞いていたのでした。

ところが音成医師は、彼の質問に対して、

「そうね、大変ね」

と、言ってしまったのです[＊(11)]。


大熊さんが怒るのは当然です。一般でもそうですが、特に医療従事者は患者さんの話に、忙しくても真摯に耳を傾けてあげることが何よりも大切です。大熊さんの機嫌が直るまで、音成医師は謝り続けました。


大熊さんの診察が終わる頃、急に顔をほころばせて、ソワソワして、たれ目になり、

「実は彼女が出来て、今日はデートするんです☺」

と、照れくさそうに話し始めました。

『な、なに、……あれ? そういえば、今日は作務衣じゃないし、無精髭もそって、さっぱりしている』

と、心の中でつぶやきました。

『週中の昼間からデート! い、いいなー』

と、ちょっと羨ましくもあったのです。すると、大熊さんから、

＊(11)
聞いてあげることで、病気が治ることがありますか?

☞精神的に鬱積し悩んでいる方の場合、治ることがあります。一種のガス抜きになるのです。(86ページ参照)

「元気が出る薬を飲みたいが、いくらかかるの?」

と、聞かれました。

『な、なんてこった！ 値段、高いよ！』

と、いうかわりに、

「自費だよ！」

と、言いました。

「音成先生に相談することは、間違いなのでしょうか」

『え、え、いや、そうだ、その通りだ、生命の清らかな欲求だ。こっちは、腰が痛いのを我慢して毎日、仕事、仕事、仕事。なのに、君のデートのお手伝いまで！ あ〜あ』

と、やっかみ半分ながら、大熊さんに気を使って、直接、問い合わせました。普段、薬代の問い合わせは看護師さんに頼みますが、大熊さんに気を使って、直接、問い合わせたのです。調べて折り返し電話するという返事でした。しばらくすると、看護師さんが薬局から受けた電話のメモを手にやってきて、待合室にも聞こえんばかりの大きな声で、

「先生が性欲増強剤を使われるのですか？ 何錠いるんですか?」

『またた、な、なんてこった。僕じゃないよ、患者さんだよ、患者さんがいくらするのか聞いたんだよ』

と、叫びたいのを我慢しました。

看護師さんからのメモには、「この薬は保険治療の適応外なので、自由診療の枠に入るため、薬価は法的に一律である必要がなく、それぞれの病院や薬局によって異なります。一般的には一錠あたり一一〇〇円から一三〇〇円くらいの範囲内です」と丁寧に書かれていました。大熊さんはめがねを頭にかけ、覗き込みました。音成《ねしげ》医師は心臓病を持つ人は飲めないことや、併用禁忌薬などについて説明していましたが、彼はうわの空でした。

音成医師に腹を立てたことを忘れ、上機嫌になっていました。彼の生き方も羨ましいな、と思いつつ、大熊さんの診察が終わりました。

次の患者さんが、このメモをみると変に思うだろうと、白衣の左ポケットに入れました。すると、看護師さんが、音成医師に向かって、「メモを左ポケットに入れた！☺」と笑いました。

普段音成医師は最重要なものは胸ポケットに、重要なものは左ポケットに、右ポケットには捨ててもいいものを入れると決めているからです。だから、右ポケットに入っているものは確認せずに捨てることがあります。左ポケットに入っているものは確認します。無意識に重要なものとして左ポケットに入れたのでしょう。

そこに大熊さんが再度入室してきました。

「私のめがねを知りませんか？」

音成医師と看護師さんは、お互いの顔を見あわせて、

「ぷっ」と吹き出しました。めがねは彼の頭の上にかけたままだったのです。大熊さんは、照

れ笑いをしていました＊(12)☺。

　やっと午前中の診療が終わりました。時計を見ると一時四十五分でした。昼の休憩は十五分かと嘆きつつ、ゴロンと横になりクッキーをほおばりました。

◎大熊さんのケースの説明と補足

〈ＭＣＩとは？〉


　ＭＣＩは、認知症の疑いがあるが認知症とは断定できない一群です。ＭＣＩと診断された方の四五％は将来アルツハイマー型認知症になり、四五％は将来もＭＣＩであり、一〇％は正常化したという報告があります。診断基準が明確でなく、それらの％の信頼性が乏しい病名です。

　運転免許の更新時、試験場で行われる予備認知症検査で認知症の疑いありとされ、その後医師にＭＣＩと診断された場合、認知症ではないので、運転免許の更新はできますが、半年後に再検査を受ける必要が出てきます。

　まだ認知症になっていないので介護施設は利用できません。

＊(12)
　大熊さんは、めがねをかけていたということを記憶しています。一部の物忘れです。めがねなどを探す回数が昨年よりもそれほど多くなっていなければ、今のところ正常でしょう。

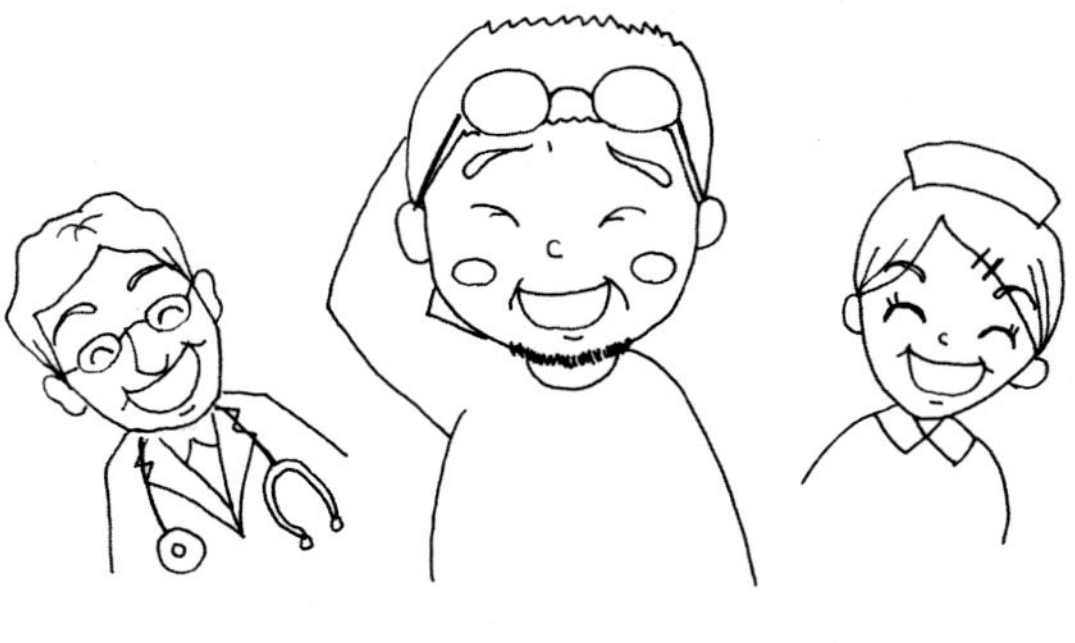

かといって自宅に引き込もっていては認知症になりやすくなります。そういう人には「認知症予防カフェ」がお勧めです。久留米市にも、頭・身体の体操・おしゃべり・お食事等を毎日提供している認知症予防カフェがあります。大熊さんにもお勧めです。

〈薬の減量〉

患者さんから症状の訴えがあるたびに薬を処方していると、いつの間にか沢山の薬を処方していることがあります。医師としては薬を減らしたいのですが、本人・家族は嫌がることが多く見られます。一方、老人健康施設などに入ると、薬代は施設負担となることもあり、不必要と思われる薬は大胆に省かれます。しかし、減量して良いときと良くないときがあり、中止したために大変なことになることがあります。施設の医師は、処方薬の減量や中止は、自分でよく分からない領域の場合は専門医に相談しなければなりません。

〈聞いてあげ、共感し、感謝し、褒めてあげる〉

音成《ねしげ》医師もなるべく聞いてあげて、笑顔で接してあげています。音成医師の顔を見て、安心を得るために来院し、診察まで二時間待たされても笑顔で帰られる方もいます。聞くだけで十分であり、自分の意見は言わないほうが良いとも言われています。聞き手の原則があります。「そうね、大変ね」と共感するだけで良いのです。

でも、音成医師の大熊さんへの痛恨の失敗が示すように医療従事者は大変です。よく話を聞いてあげ、必要なときに助言をすることが必要です。なお、悪口には同調しないでうまくかわしましょう。

音成医師も親戚を一時期介護したとき、介護で眠れずに一部が白髪になるほど苦しい時期がありましたが、話を聞いてあげ、共感し、介護の終わりに「楽しかった。ありがとう」と言ってあげたところ、「本当か」と疑いながらも喜んでいました。その後の二人の関係は良くなったのです。私の言うことは信用するようになりました。

四、愛子さん（アルツハイマー型認知症　中等度障害）

午後の診察が始まりました。患者さんの七十四歳の愛子さんが家族連れで診察室に入ってこられました。愛子さんは四年前からもの忘れが進み、動作が少し鈍くなったけれども、明らかな運動障害は出てきていません。本人が頭は正常だからと、脳の専門病院には行きたがりません。病気が中等度に進行し病識*(13)

*(13)
「**病識の欠如**」とはどんなことですか？
☞自分が病気であることを自覚（意識）していないことです。（*91*ページ参照）

がなくなっています。

頭はしっかりしているおじいさんは、妻の愛子さんに、こんな風に言ってみました。

「おれ、最近物忘れをするようになったから、脳の専門病院にいって診てもらおうと思うんじゃが、ついてきてくれないかな」

「忙しいわ」

「そう言わずについてきてよ、帰りにはみんなで回転寿司にでも行こうよ」

「そうね、しょうがないですね。わかりました」

事前に愛子さんについて相談を受けていた音成《ねしげ》医師はおじいさんの診察終了後に、付き添いで来ている愛子さんの方を向き、

「七十歳以上になると多くの人が物忘れをするようになります。愛子さんも診察させてください」

愛子さんは「え、ええ」と頷きました。

音成医師は愛子さんに質問しました。

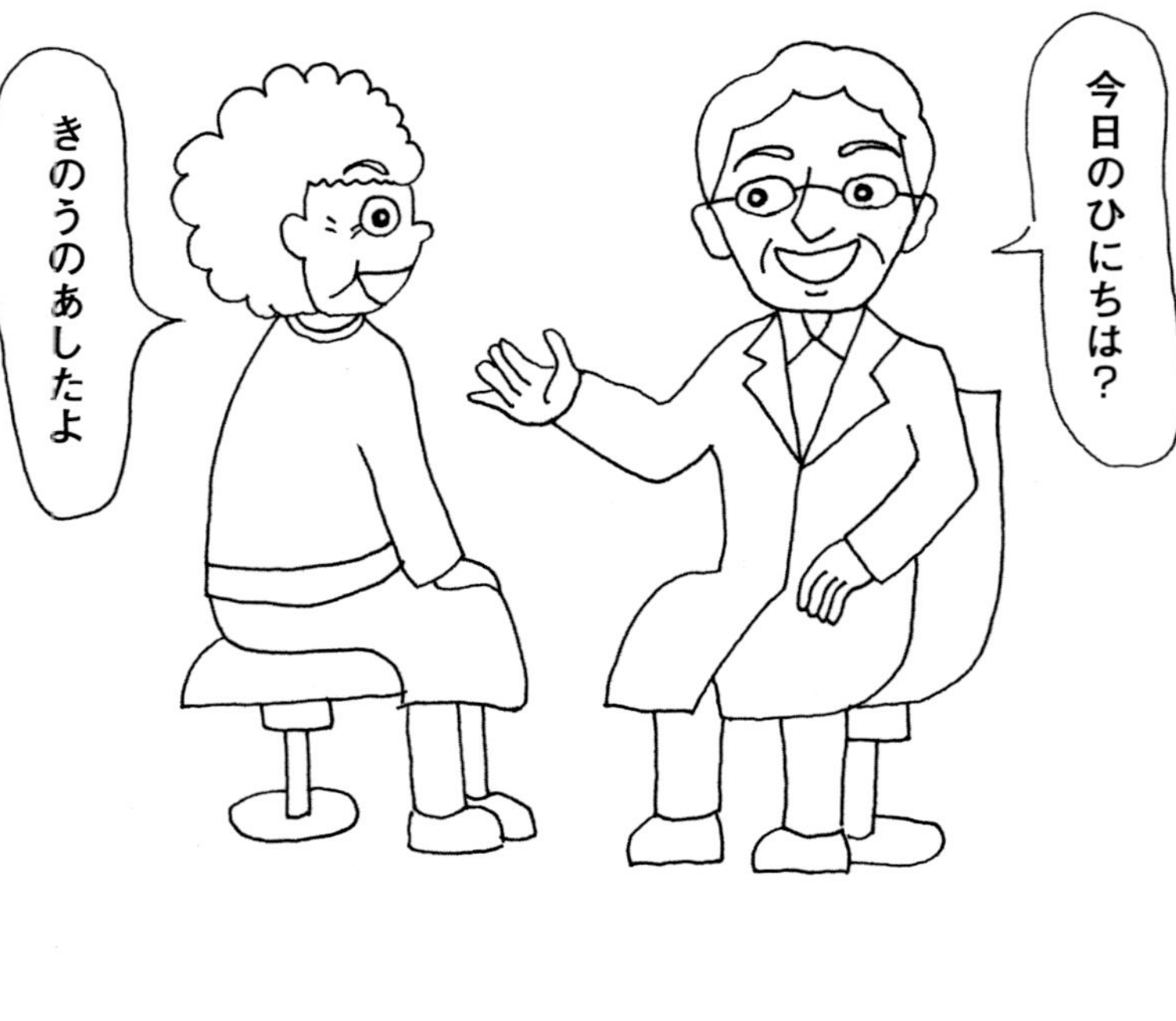

「何か困っていることはありませんか？」

「何もありませんわ」

「物忘れをして困ることはありませんか」

「ないわよ」

「失礼ですが、今日は何年の何月何日ですか？」

「いや～先生、最近はカレンダーを見ないし、日時は気にしていませんから、毎日が休みです」

しつこく、もう一度聞くと
「先生もしつこいね、きのうのあしたよ」と言われました。

『その通り』です。めげずに、

「何歳になりましたか？」

と、聞くと、

「年はとるのよ、とられているから、引いていくのよ。四十五歳ぐらいかしら！」と答える。*(15)

『ごもっとも、素晴らしい。座布団一枚』と、内心褒めました。ちょっとからかわれているなという気もしましたが、さらに、めげずに、犬の絵札を見せながら、

---

*(15)

愛子さんの受け答えにはよどみがありません。なぜですか？

☞聞いたことをすぐに返答する即時記憶は保たれているから取り繕いが出来るのです。この**取り繕い反応**もアルツハイマー型認知症の一つの特徴です。（93ページ参照）

「覚えていてくださいね。後で聞きますから」と説明していると、

「私、動物は飼っていません。先生は？」

「パピヨンを飼っています」

「そう、飼っているの、今度、見せてね」

しばらくして、音成医師が、

「さっきお見せした絵札には何が描いてありましたか」と質問すると、

「えー、何をおっしゃってるの。覚えておくように言っていてください。先生が素敵だから、顔に見とれていて、カードは見ていませんでしたのよ！　看護師さんも先生は素敵だと思いませんか」

音《ね》成《しげ》医師は、看護師さんが後ろで顔を横に振っていたのも知らず「そうですか」と嬉しいやら、悲しいやらで、わかっていないなと思いつつ、検査は中断し、身体検査を始めました☺。その間、音成医師は何気なく患者さんの膝をさわったり、手を握ったりしていました＊(16)。


問診と神経学的診察では認知機能以外に明らかな異常はありませんでした。数年前から徐々に物忘れが出てきていること、時計の針で四時十五分がうまく書けないこと、明らかな身体異

＊(16)　アルツハイマー型認知症のケアにスキンシップはとても重要です。(94ページ参照)

＊(17)　中等度に進行した合併症のない純粋なアルツハイマー型認知症の診断は容易です。(95ページ参照)

常がないことから、中等度のアルツハイマー型認知症と臨床診断し、頭部ＭＲＩを予約しました。＊(17)

◎愛子さんのケースの説明と補足

〈病識の欠如〉

認知症になると「病識がなくなる」と言います。つまり、物忘れをするという意識がないということです。病識の欠如はアルツハイマー型認知症の特徴です。

病気の初期には病識があります。物忘れがひどくなった自分が怖くて心配で不安な時期です。ところが、物忘れが中等度に進行してくると、自己防衛のためもあり、物忘れはしないと言っているようです。つまり、自分が間違ったり、物忘れをして他人に迷惑など掛けるはずがないという自尊心から、物忘れなどしない、頭は問題ないと言っていると考えられます。

もちろん、故意に言っているのではありません。というのも、物忘れを指摘されても、記憶しておくべきことの全部が本人の頭から消えているし、さっき言ったことも、忘れているからです。「病識がない」のは、忘れるという事自体も忘れてしまうからでしょう。

〈脳の専門病院に行きたがらないとき、いい方法はありませんか？〉

本人は物忘れを否定しているのだから、物忘れが強くなったからといって、物忘れ外来や脳神経内科、脳神経外科、精神科に行くようにストレートに言うと逆効果です。患者さんが受診を嫌がるとき、以下の方法があります。
・検診やインフルエンザの予防接種に一緒に行こうと誘う。
・風邪、腰痛、膝の痛みで病院を受診した時に医師に相談する。

日本の開業医は「かかりつけ医」という意味で、専門以外の病気もある程度見ることができます。認知症の相談もできることが多いです。外科であっても内科も診ます。なお、米国では例えば精神科医が風邪などを見ることはありません。誤診した場合、多額の補償問題に発展するからです。

たとえば愛子さんの場合のように認知症のない夫が、自分が物忘れ外来を受診するから妻の愛子さんに付いてきて欲しいと自尊心をくすぐって誘えば、医師がそれとなく、妻に頭の検査を勧めた場合、断ることは少ないようです。

〈患者さんが病院で診察を受ける前に家族がやるべきことはありますか？〉

診察前に、医師にメモを渡したり、家族が医師と事前面談し、相談をしておくことです。患者の前で家族がいかに困っているかなど話しますと、家族間のトラブルになりますし、病院に行きたがらなくなり治療がうまくいきません。さらに、診察後は、愛子さんの夫が言ったように「好きなお寿司でも食べに行こう」と約束しておくとうまくいくことがよくあります。

〈認知症になっても受診を拒否しない方法はありませんか？〉

軽度認知障害の段階、つまり物忘れをすることを本人が心配している段階から、専門医を受診しておくことです。二〜四年に一回程度受診し、医師との信頼関係を作っておきましょう。また、脳の健康セミナーを受講し、無料診断を受けたり、認知症予防カフェを利用することがあります。

〈まるで先生がおちょくられているような会話ですが？〉

いわゆる**「取り繕い」**が上手なのです。即時記憶がまだ正常だからです。愛子さんは、何も具体的に答えられません。単語もありません。どちらかというと、差しさわりの無い答えを即座にし、逃げてしまう傾向があります。買い物も一人では出来なくなっています。このように「即座に嘘をついて取り繕う」のもアルツハイマー型認知症の特徴です。即時記憶は保持する時間がもっとも短く、単純な会話で見られます。例えば「寒くなりましたね」「寒いですね」「お元気ですか」「元気ですよ」のような言葉のキャッチボールです。

〈正常な人とアルツハイマー型認知症の人の嘘に違いがありますか？〉

返答のスピードです。アルツハイマー型認知症の方が即答します。患者さん本人は嘘をつこうとしている訳ではありません。うまく取り繕っているのです。患者さんの知能はまだ荒廃しておらず、何回も同じことを聞かれるので、うんざりしているのでしょう。

認知症の患者さんが自分を卑下したり、自分を悪く言うことは少ないです。家族やイヌのせいにしたりします。取り繕うのでなく、非を認めたり、私の間違いかもしれないと謝るならば認知症ではない可能性が高いです。

〈スキンシップはアルツハイマー型認知症の治療になりますか？〉

非常になります。患者さんと良好な関係を持つためにはスキンシップが重要です。毎日十分だけでも、背中や手足をゆっくりさすってあげるだけで、患者さんは落ち着かれます。家族が背中や、手の平をさする場合、往復で六秒程度かけてください。当院では診察を待っている時間に、家族に患者さんの両手・背中をさすってもらっています。さすられるほうだけでなく、さするほうにもオキトシンという絆ホルモンが

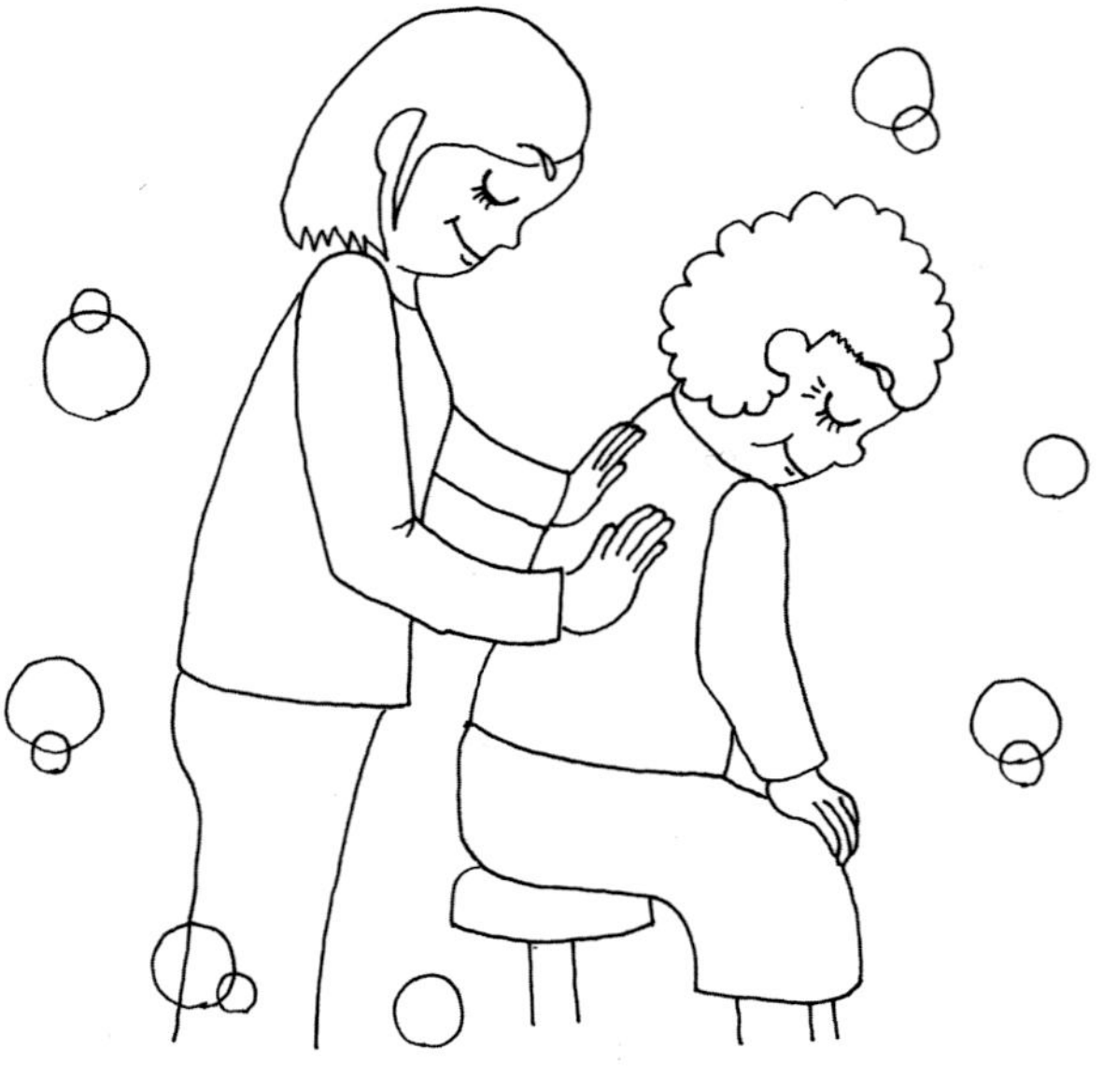

出て、二人の関係が良くなります。

〈認知症の検査で必須なのは何ですか？受診の時期は？〉

ＭＲＩないしＣＴです。まず臨床からアルツハイマー型認知症が疑われると、次にＭＲＩ／ＣＴをとります。これは他の疾患を除外するためです。他に、ＭＲＩ　ＶＳＲＡＤ、アミロイド／タウイメージング、ＰＥＴ、ＳＰＥＣＴなどがありますが、これらは認知機能が正常な方が異常と判定される事がかなりあり、有効ですが、専門的知識が必要です。

アルツハイマー型認知症が初診で受診された場合、中等度の障害がある時期が最も正しい診断が出来ます。初期の場合、所見に乏しく、取り繕いがうまく、診断が困難な場合があります。中等度になればゆっくり進行していく認知症、病識がなく、運動障害なし、でアルツハイマー型認知症と容易に推測できます。高度になりますと、一番大切な病歴が取れません、運動機能障害も出ていますので、鑑別する病気も沢山あり、診断に苦慮します。

診断が難しくとも、早期診断・治療が大切です。なぜかと言うと、治療の中で一番大切なものは家族への説明であり、それが早期から必要だからです。

五、古賀さん（アルツハイマー型認知症　高度障害）

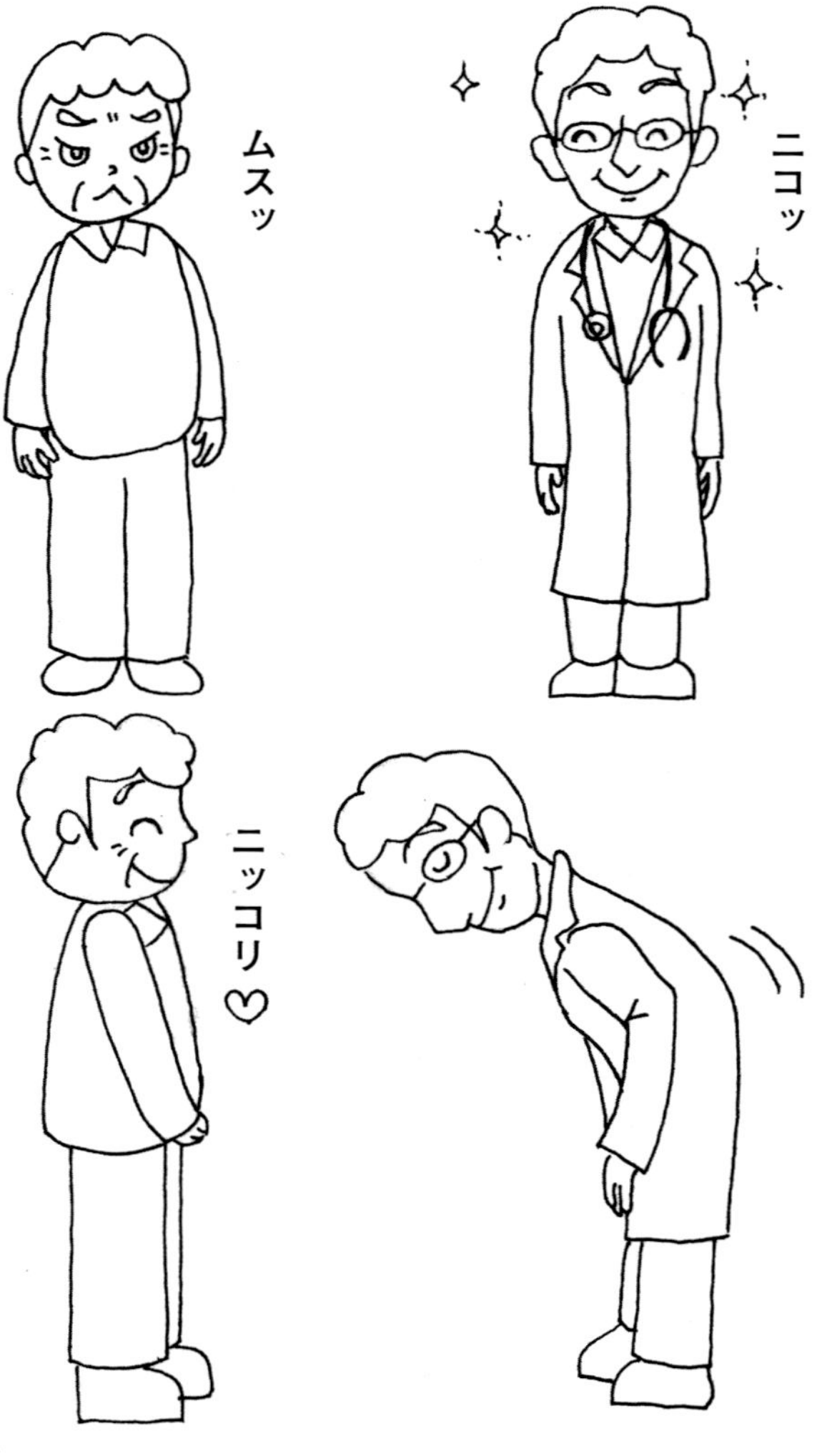

診察室に入ってきたときはムスッとしてますが、
音成医師の顔を見るとにっこりしてくれます。

次の患者さんは古賀洋平さん七十八歳男性です。中等度から高度の物忘れがあるアルツハイマー型認知症の患者さんです。奥さんと娘さんの同伴です。彼は看護師さんから両手で手引きされ、眉間にしわを寄せ、不満気な顔つきで、診察室に連れられて来ました。診察室に入ってもそっぽを向いていました。音成《ねしげ》医師は立ち上がり、患者さんの前に行き、顔を相手の目線に合わせ、笑顔でお辞儀をしました。すると彼の顔が緩み、笑顔になりました。*(18) 着席にも音成医師は手を貸してあげました。

「ここに来るのが楽しみなんです。先生のことが大好きでいつも先生の事を考えています☺」

その患者さんは私の顔を見ると毎回同じことを言います。

娘さんが、プッと吹き出しながら、

「嘘ですよ。自宅では先生の話題など出ませんよ。音成クリニックが何なのかわかっていません。何ともないから病院には行かないと言うし、やっと連れてきました。ここの待合室でも『どこにいくんじゃ』と言っていました*(19)」

音成医師が洋平さんに質問します。

「年齢は何歳になりましたか?」

すると奥さんが、

「七十八歳ですよ」

「今日は何月ですか?」

また、奥さんが、

---

*(18)
高度の物忘れ状態にあっても感情の記憶は残っています。私の顔を見ると喜びの感情が出てくるのです。（*103* ページ参照）

*(19)
毎回同じことを言うのもアルツハイマー型認知症の特徴です。その他、受診のたびに、一年間「東京から久留米に引っ越してきた」ことを話される患者さんもいます。

「十一月よ」と伝えます。

音成《ねしげ》医師は肩を落とし、疲れがどっと出ましたが、家族に向かって、首を横に振り、代わりに答えないように制止しました。

続けて、

「前回受診時、温泉・旅行・カラオケなどに行ったりして、楽しいことをするように助言しましたが、何かされましたか？」と問いました。洋平さんは意味が分からないのか、横にいる奥さんの方を**振り向き**ました。*(20) 奥さんが、

「ボケが強くなり、着替えもしないし、お風呂にも入らないし、うんちが冷蔵庫についていることがあります。夜中、別の部屋に放尿します。指摘すると、本人は孫がしたと言って、怒るんですよ」

洋平さんは、

「もう、よか、何を言うのか」と顔をしかめていました。*(21)

奥さんはさらに続けて、

「何もせずに、一日中、ボーとしています」

「それはいけません。何もしないと、認知症が強くなります」


---

*(20)

家族が診察の途中で口を挟んでもいいのですか？

☞入室から診察は始まっています。直接聞かれない限り見守ってください。家族には個別に聞く予定です。

この**振り返り**兆候もアルツハイマー型認知症の特徴です。


*(21)

アルツハイマー型認知症で中等度になればプライドは無くなるのですか？

☞いえいえ、プライドは進行期に入るまで非常に高いです。

（*104*ページ参照）

「寝てばかりです」

「どれくらい寝るのですか」

「放っておけば、二時間は寝ます」

「昼寝は三十分程度にしてください。でないと物忘れが進行します」

「夜は歌を口ずさんで寝てくれません、私がまったく眠れません、薬がありますか?」

「では、薬を処方しましょう」

「ありがとうございます、でも飲んでくれるでしょうか」

「いいえ、洋平さんではなく、あなたが飲むのですよ。だって、おじいさんは鼻歌を歌って楽しんでいるのですよ」

「そ、そういえば、そ、そうですね[*(22)]」

「トイレはどうされていますか?」

「おむつです」

「尿意がある間はトイレ誘導してあげてください。尿意がなくなっても決まった時間に誘導してあげてください。オムツはまだ羞恥心や感覚が残っているときは不快でしょう。私もはいてみたことがありますが、排尿しようとしても出来ませんでした」

＊(22) 認知症の治療の対象は患者さんだけですか?
☞家族もです。(105ページ参照)

「はい……、出来るだけトイレ誘導をしてあげます」

「先日、中学校の同窓会があり、無理に連れて行ったところ、校歌を歌っていました。*(23) その日は生き生きしていましたよ」

「奥さんは大変でしょうが、そういう事は脳の活性化に有効ですよ」

「最近、主人は痩せてきて、あまり食べようとしません。味の強いもの、例えば、カレーなら食べてくれることがありますが、食べさせてあげても、口の中に食事がたまって呑み込んでくれません」

「良くありませんね。とろみをつけた食事が有効です。とろみをつけると、食事が間違って気管に入らず食道を通過してくれるからです。ただ、無理に食べさせると誤嚥性肺炎になってしまうことがありますので、注意してください*(24)」

「やせても無理に食べさせてはいけないと言うのですね。じゃあ今後どうすればよいのですか」

　と、奥さんが尋ねられました。

「ゆっくり、時間をかけてあげれば、飲み込めることが多いの

---

*(23)

　校歌を記憶しているのは昔の記憶だからです。認知症の予防にはなりませんが、気持ちが落ち着きます。（56と123ページ参照）

*(24)

　食事介助で怖いのは何ですか？

　物を詰まらせることも心配ですが、多いのは誤嚥性肺炎でしょう。誤って食べ物などが気管に入ることで起きる深刻な肺炎です。

郵便はがき

62円
切手を貼って
お出し下さい

810-0033

福岡市中央区小笹一丁目
十五番十号三〇一

図書出版のぶ工房

「笑顔の認知症」
読者カード係 行

◎お名前　　◎年齢　　◎性別

◎ご住所　〒

◎お電話　　◎メールアドレス

◎購入書店名

＊お客様の情報は弊社からのご案内のみに使用します

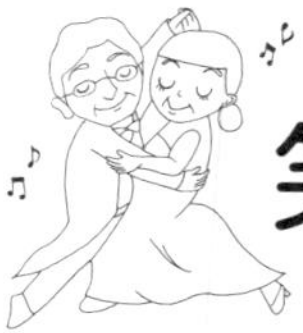

ご愛読書カード

笑顔の認知症

音成龍司［著］

◎本書についてのご感想・ご意見をお聞かせください。

◎本書をお求めの動機。

1、新聞雑誌等の記事　2、広告を見て　3、書店で見て

4、人にすすめられて　5、その他（　　　　　　）

◎直接購入申込欄

のぶ工房の本を直接お届けします。送料は1回の御注文につき200円。税込合計2,000円以上は送料小社負担。お支払は同送の郵便振替用紙で。

書名	冊
書名	冊

◎自費出版にご興味がありますか。

はい　いいえ

です。それを急いで食べさせようとすると、詰め込んでしまい、誤嚥性肺炎を起こしてしまうことになります」

「どうやって食べさせればいいのですか」

「食事介助する時は、小さじを使います。大さじですと一回の食物の量が多くなります。少量ずつ、できるだけ顎を引いて、舌の上に食事を載せてあげ、よく噛んで飲み込ませるようにしてください。顎を上げると気管が開き、誤飲の危険性が高まります。舌の上に食事を載せることにより感覚を与え、よくかむことで唾液が出て殺菌効果につながります。『はい』という合図を掛けて飲み込ませましょう」

それから身体の診察を行いました。患者さんが部屋を出て行ったあと、奥さんだけを診察室に呼んで説明しました。「認知症が強くても、理解できることがありますし、理解できないとしても、一人の人間として接することが重要です。明晰な人の前で言えないことは、認知症患者さんの前でも言わないというのは鉄則です」

「本人にボケという言葉は禁句です。大変だと思いますが、無理に食べさせると誤嚥性肺炎になり、死期を早めます。あと数年辛抱してください」

「おじいさんと二人暮らしで老老介護です。一緒に死にたいと思ってしまうこともあります。今後どうなるのですか」

「一般的にはあと数年で寝たきりになると思われます。患者さんには気の毒ですが、徐々に感情の起伏もなくなり、その結果、問題行動も起さなくなります。この時期に奇跡的に、「ありがとう」の言葉が聞けるときがあります。心の奥深いところでは感謝しているのでしょう。食事も減らしてもよいでしょう。胃ろう*(25)を作り栄養を与え続けることは、老朽化のため走れない車にガソリンを入れ、ガソリンが漏れたりするようなものです。人間では下痢や腸閉塞などを起こしてしまいます。自然でよいのです。一〜二年後には亡くなる方が多いようです。とても穏やかな死に顔です。ガンなどとは違い、苦しみ、痛み、不安などがなく、木が枯れていくように亡くなるからでしょう。そのとき、頑張ってきた家族だけが達成感を得られるものです」

奥さんは、

「頑張ります」とうなだれながら、部屋を出ようとされました。

「頑張らないで。ぼちぼちですよ。十分やられていますので、手抜きで、出来る範囲でいいのですよ」と言ってあげたところ、顔を上げ、奥さんの表情がほころび、微笑みが戻っていました*(26)☺。

医師が本人のいないところで家族に対処方法と見通しを説明

---

*(25)

胃ろうと言って、お腹から胃にチューブを入れ、直接チューブより胃に食事を入れる方法があります。誤飲は起きません。でも、回復の見込みがまったくない場合は、欧米では行いません。

*(26)

どうして奥さんの表情はほころんだの?

☞「ぼちぼち」という言葉の魅力は大きく、もう精一杯頑張っているのだから、今のままで十分だというメッセージを与えたからです。これなら自分にもできるという希望と安堵を与える言葉です。

しておくことは非常に大切です。その後、洋平さんは一年後には一人で立てなくなり、性格も穏やかになり、問題言動はなくなりました。*(27)

　この日は、洋平さんの診察の後も、数人の患者さんを診察しました。診療が終わってからもひと仕事があります。毎日毎日続く診断書・報告書・紹介状の作成、気がついたら午後十時近くになりました。

　疲れたけど、患者さん本人だけでなく、ケアしている方に比べたら、贅沢な悩みだと、クリニックを後にしました。たとえ患者さんが徘徊されても、家族が安心できるような街になるまで、ぼちぼち頑張ろうと自分を励ましながら帰っていきました。

*(27)
アルツハイマー型認知症は病気になって、どれくらい生きられますか？　症状に終わりはありますか？
☞七〜十五年、平均十年です。次々に難題が出現しますが、徘徊にしても数ヵ月から数年の辛抱です。

◎洋平さんのケースの説明と補足

〈音成医師の顔をみると笑顔が出るのはなぜ？〉

　認知症の患者さんが診察室に入ってきた時は必ず立ち上がり、患者さんの目線まで腰をかがめ、笑顔で挨拶するようにしているからです。部屋から出る時も立って挨拶しています。感情の記憶は残っています（57ページ参照）ので、もし、音成医師に嫌な感情を持っていれば、当院には通院しないでしょう。治療を継続させるためには医師は患者さんの味方にならなければならないのです。

〈家族が口をはさむ〉

患者さんが入室するときから診察は始まっています。医師と患者さんが話している段階はその真只中です。医師の患者さんへの質問には家族の方は答えないでください。また、患者さんが話しているとき、横から「嘘つかないでよ」などと患者さん本人の話をさえぎらないでください。患者さんから話を聞くのも重要な診察だからです。

この診察中の患者さんの態度で、答えられないとき家族の方へ**振り返り兆候**を見せるのもアルツハイマー型認知症に特徴的なものです。これは小児がお母さんの顔を見るのと同じです。

〈プライドが高い理由〉

失禁しても孫がしたと言い張ります。失禁したことを忘れているのですから、自分がするはずないと防御しているのです。濡らしたときは恥ずかしくて隠すのですが、濡れたパンツを箪笥に入れたことは忘れてしまうので、家族は大変でしょうが、何も言わずに我慢しましょう、我慢すると、あとの家族関係が数段良くなります。あるいは患者さん本人がわからない程度の嫌味を笑顔で言っても、家族が発散でき笑顔でいられるならば、それも許されるでしょう。病気が進行するにつれて、そのような問題行動は逆に少なくなっていきます。奥さんが穏やかであれば、怒ったことすら忘れ、患者さんも穏やかになります。夜中トイレの電気をつけ、ドアを開けておくこと、あるいは、ベッドの横にポータブルトイレを置いておくのも有効です。

〈家族の治療〉

診断がついたとき、医師が家族にケアの方法や予後について説明しておくことは、患者さんの治療を始める前の重要な一歩です。その後は、ケアの中心になっている家族の悩みを解決してあげることも、患者さんの治療と同じくらい重要です。

〈アルツハイマー型認知症、進行期のＭＲＩを提示します〉

次ページの図の下段左は正常な人、右はアルツハイマー型認知症の進行期の方のＭＲＩです。頭の上から左右の耳に平行に切断しています。アルツハイマー型認知症の進行期では海馬はペラペラに萎縮してしまいます。黒い部分は海馬が萎縮したために、脳室が大きくなっているのです。脳室には髄液がたまっています。脳室を池で例えると、周りの堤防（神経細胞群、おはぎのあんこ）がなくなり、池が大きく広がった状況です。図の上段はおはぎを同様に切断しています。

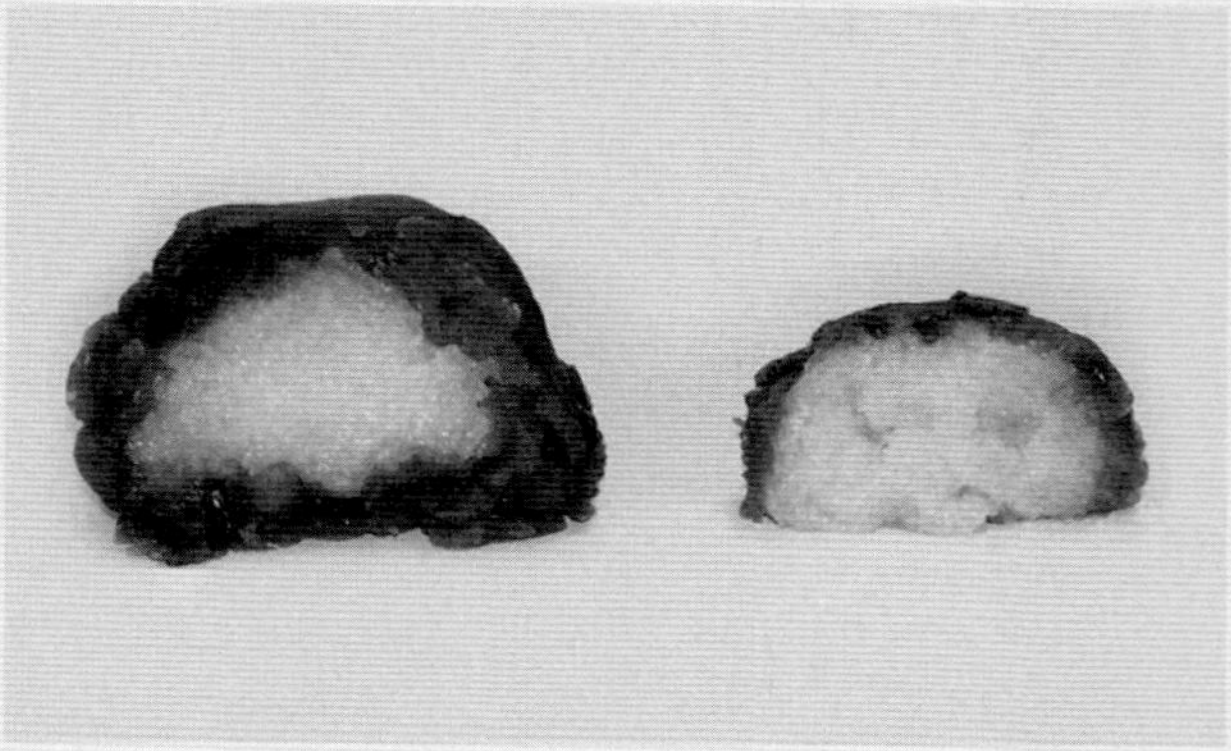

ＭＲＩ冠状断

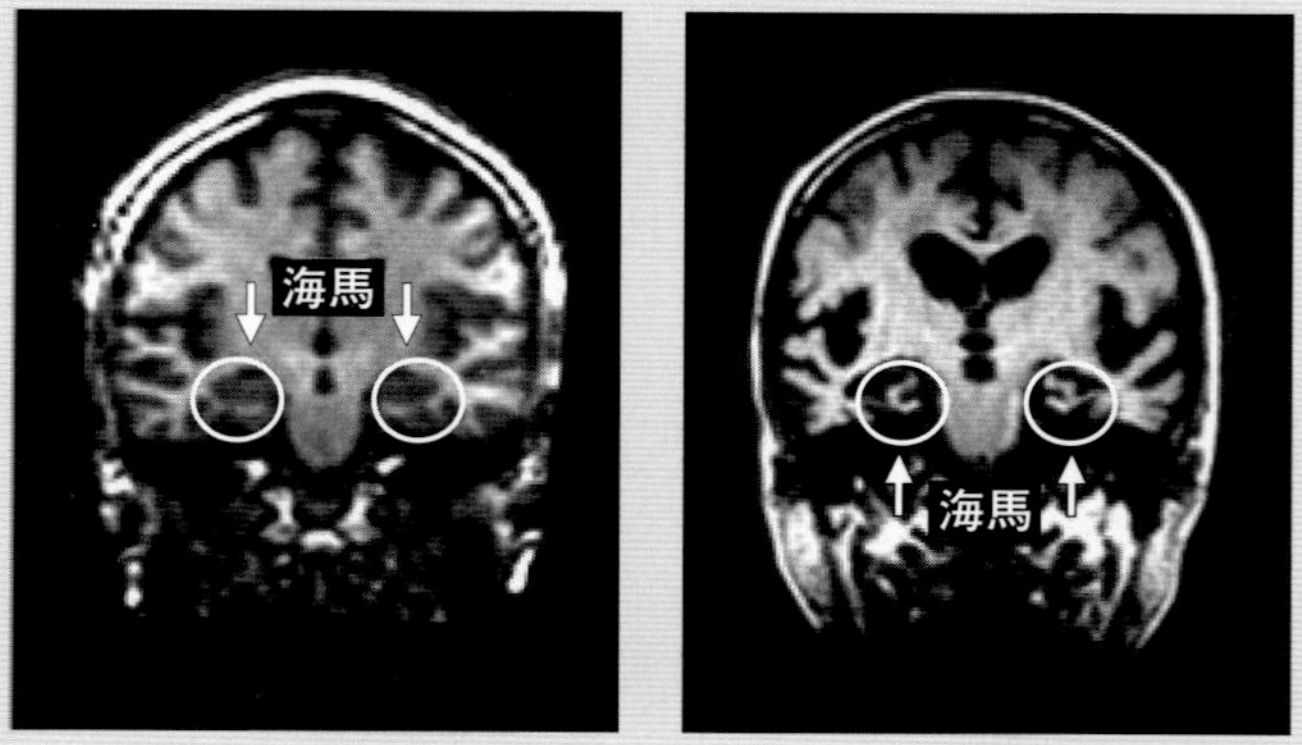

正常　　アルツハイマー型認知症状

Chapter 3

認知症の予防と進行防止法

認知症は予防できることがわかってきました。日常生活において情報の入力と出力を継続的にやっている人は認知症にはならないのです。

では、みなさん、『画家、漫画家、新聞を隅々まで読む人』のなかで誰が一番認知症になりやすいでしょうか？

答えは、新聞を隅々まで読む人です。画家は構想を練り、モデルを見て（入力）、描きます（出力）。漫画家は物知り（入力）が多く、構想を練って、描きます（出力）。新聞を隅々まで読むことはもちろん良いことですが、入力だけで出力がありません。新聞で得た情報（入力）を話し合う（出力）よう心がけて実行すれば、認知症にならないでしょう。

「小学校の先生と大学教授」はどちらが認知症にならないと思いますか？

答えは小学校の先生です。小学校の先生にも教材（入力）はありますが、つねに子どもに応じた対応（出力）が必要です。一方、大学教授のなかでも自分の専門分野を極めた（入力）だけで、出力の少ないタイプの教授は要注意です。

アメリカで六七八人の修道女（七十五〜百二歳）を対象に認知症の研究が行われました（Nun study）。毎年認知症のテストを行い、死亡後は脳を解剖して調べました。

すると、少数例ながら、脳に異常たんぱく（アミロイドβ蛋白やタウ蛋白［*46*ページ参照］）が多く沈着していても、アルツハイマー型認知症を発症しない人がいました。その一人は、八十五歳まで教師、その後は修道女となり、福祉活動を行い、生涯現役で規則的な生活をし、微笑みを絶やさず、常に新しい課題に取り組んできた方です。さらに、特異なことは、動脈硬化などの傷が脳に一切なかったということです。

これらは、出力を大切にし、修道女のような生き方をすれば、たとえ、脳に異常たんぱくが蓄積したとしても、認知症になるのを予防できることを示しています。アルツハイマー型認知症の発症を予防するためには、異常たんぱくの蓄積は予防できませんが、脳血管障害、脳挫傷、脳炎などを予防すればよいということになります。

これまで、アルツハイマー型認知症の発症を遅らせる生き方が、疫学研究や動物実験で立証されています。非科学的なものではありません。それを紹介しますので、アルツハイマー型認知症になりたくないなら、あるいは認知症になっても周囲を困らせないためにも、次頁から示す「予防・進行防止十ヵ条」を実践することをお

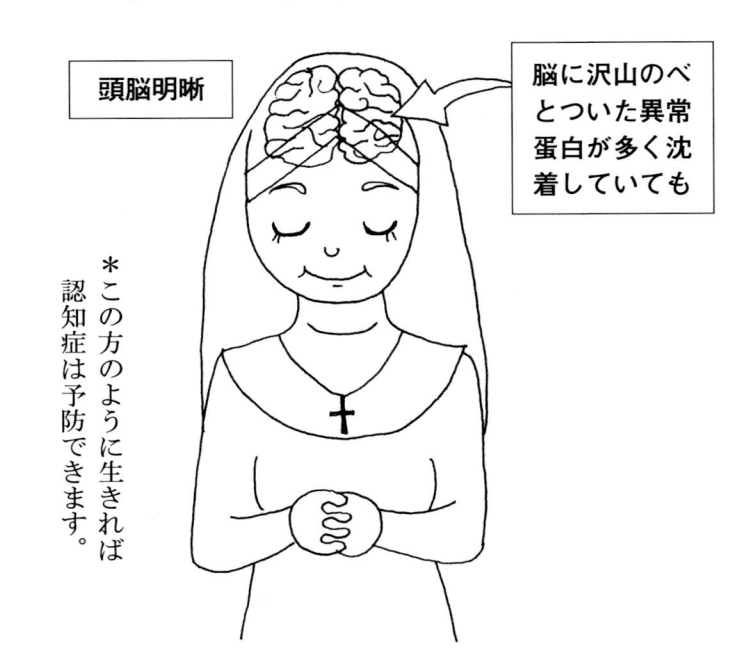

＊この方のように生きれば認知症は予防できます。

薦めします。これから162ページまでの一ヵ条から十ヵ条を心がけるだけで、予防と進行に差が出ます。予防は三十代後半になったら実践しましょう。認知症の始まりは発症の二十五年前だからです。「僕にはまだ早すぎるよ」「もう私は手遅れ?」いえいえ、未来を見れば今がいちばん若いんですから、あなたが何歳でも、これを読んだ今日からはじめましょう!

一、好奇心やチャレンジ精神を持つ ～わたし自身の経験から～

〈一―一、両親の影響〉

ずんぐりの私と違い、一七五cmほどあるすらりとした父は、オールバックで、いつもネクタイを締め、さっそうと歩いていました。ただ一つ変なのは、冬だというのに夏服だったことです。診察カバンも擦り切れ、皮が地図上に剥がれ、離れたところから見るとおしゃれな模様に見えていました。父は百床以上ある病院の院長でした。私が父の病院に入院したときなど、他の患者さんに悪いからと言って、一度も私の部屋に来ることはありませんでした。それと、家族はそれほど裕福ではありませんでした。日曜日の昼ごはん代がなく、姉と家中を探しまわり、二十円を見つけ、喜びながら、天麩羅を買いに行き家族で食べたのを憶えています。新聞の集金のおじさんが、夏の暑い日にベレー帽子をかぶり、小脇に集金カバンを持ち、私の家に近づいてきました。姉が母に、「集金のおじさんが来ているよ」と言うと、母は「シー」といって居留守を使っていました。もちろん、そういうエピソードはありましたが、家庭は母の明るさもあり、家族には笑顔があり、決して貧しかったわけではありません。お金が入れば、患者さんのために使っていたようです。

私は、医師であった父に憧れ医学の道に進みました。父は小学生の私に「医業は利潤を追求してはいけない」とよく口にしていました。意味が分かりませんでした。父は私が医師になることに反対していました。そして私が医学部に入学した頃、父は経営する病院を他人に無料で譲り、父は福祉の世界に活動の場を移したのです。

先輩が不思議がって、「親父さんはどうして病院を手放したの？　家計は大丈夫なの？」と聞いてきた時、私はすかさず「医業は利潤を追求してはいけないのだよ」と答え、そのとき気づきました。そうか、父は私が小学生のころから洗脳していたのです。父は八十八歳で他界しましたが、理事長を長年していた福祉関連施設も身内に譲ることはなく、改修を約束してくれた人に無料で譲ったのです。私が子どもの頃に父がたまに口にしていた「子孫に美田を残さず」という言葉を示していたのでしょう。ただ、世の中うまく行かないもので、父の死後、従業員の人から、「施設はまだ改修されていません。先生が買い返してください」と私に請願されたのです。

ある時、父は水が入ったコップをテーブルにドンと置き「ほとばしる水になれ」と言いました。その時は意味が分かりませんでしたが、前代踏襲するより、旺盛な独立心を持って生きろ、という意味だったのでしょう。それまでは他の友達と違うと不安でしたが、そのことを聞いてからは、違うのが当たり前で、違うことのほうが素敵に思えるようになりました。

また、小皿に醤油をどくどくと入れていたとき「自分が食べる刺身や漬物の量のことを考えて入れなさい。ただ、そのようなことをいつも考えていると、自分だけでなく周りも窮屈になる。事を成し遂げようと思うときは覚悟を決め、醤油一滴でも周到に準備するように」と言われました。

これらも、何も分からない小学生のとき言われたことですが、微力ながら、不肖音《ね》成《しげ》龍司のその後の人生に影響を与えたといえるでしょう。

私の独立精神は母の影響もあります。母は「成せばなる、成さねばならぬ何事も、成らぬは人の成さぬなりけり」を座右の銘にしています。

母は八十八歳なのにフェイスブックで孫にしたつもりが孫の上司に友達申請をしたり、まだ英字新聞を読んで英単語を覚えようとしています。

先日、私が九州国立博物館に誘うと、インター

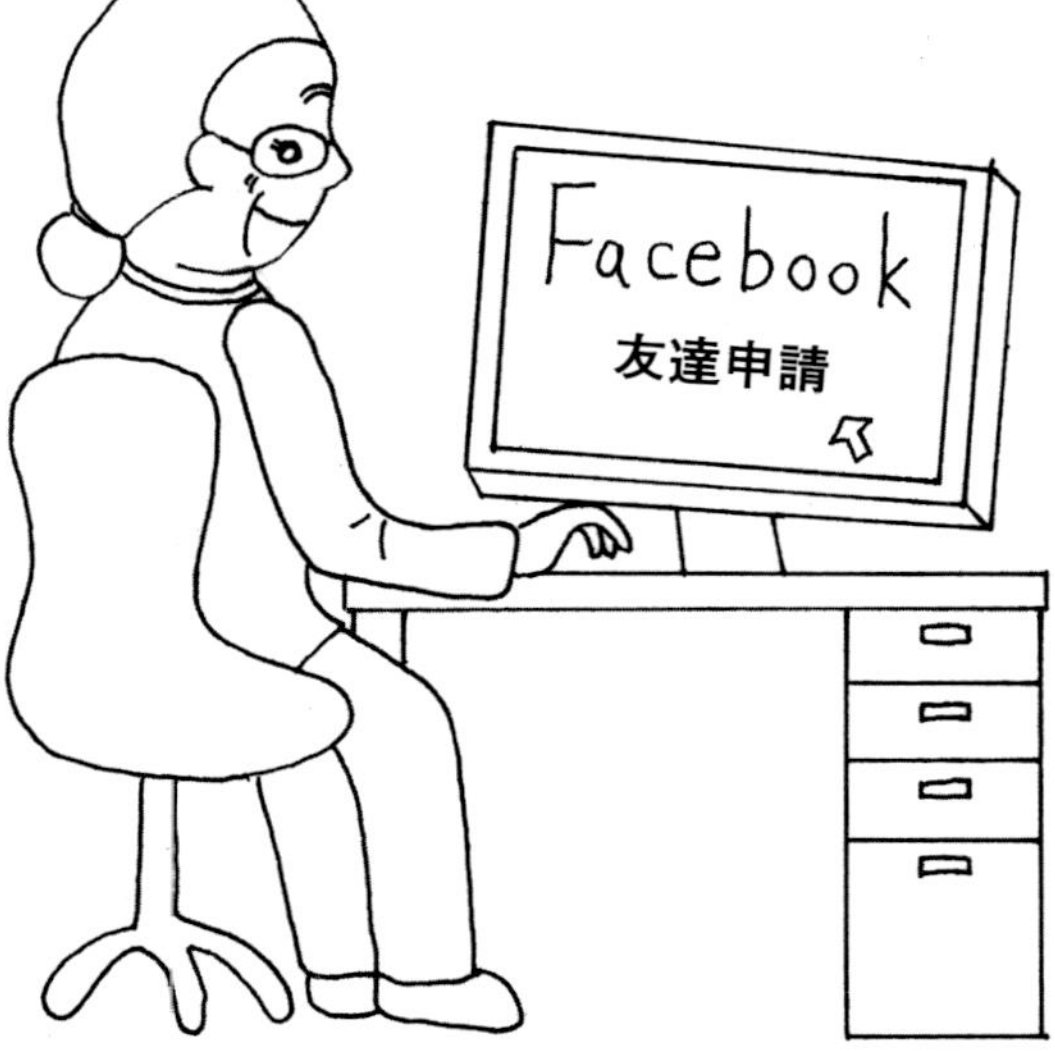

ナショナルレディースクラブで英語で挨拶するから、その準備で忙しいと断られました。母がパソコンや英語をやっている限り認知症を発症しないでしょう。老化の始まりは、「こんなことをして何になるのだろうか」と思うようになること、つまりチャレンジ精神が無くなることです。

私が中学一年生の時、母は電話口で英語で話していました。受話器を置きながら、「龍司、お母さん通訳者になるからね」と言っていました。子ども心に、母に対しても尊敬の念を憶えました。でも未だ実現していません。私も含め人生ってうまくいかないものです。それが生きてる証拠かも。

〈一一二、震災〉

私は長年、医療の最前線で頑張ってきました。開業医として毎日多くの患者さんを診ながら、日本神経学会治療のガイドライン委員、熊本大学工学部との共同研究、久留米大学医学部臨床教授としての大学での講義、そして、英語論文発表などを行ってきました。私は微力な能力ゆえ人の倍働いて普通となり三倍働くと中の上になれると思いチャレンジする毎日です。

五十歳過ぎたある日、ある医師から「開業しながらよくやっているね」と褒められました。『え、三十年間やってきたのはそれを言ってもらうためだったのか』と、子どもの運動会でも英語の論文を読みながら応援するなど一生懸命やってきた自分、ここまでしかなれなかった自分に虚しさを覚えました。これまで学会での役割や国際的な活動を続け、それなりに評価を得てきたとはいえ、はたしてこれが本当に自分のやりたかったことのだろうか？　それより自分の足元はどうなのだろう？　決まった役割をこなすことより、地域医療を担う地元に根付く医師として、あるいは、社会の一員としてお役に立てること、私にしかできない（わたしが興すべき）貢献分野があるはず。そうやって新たな道を開拓していくことこそ、父が私に託した生き方なのではないだろうか、と漠然とそう思いはじめていました。

もし、地球が滅亡するときが来て、本当の自分の使命にまだ着手していなかった、と後悔するのは嫌だとも思いました。

そんなとき、平成二十三年三月十一日、東日本大震災が起きたのです。テレビでは、お母さんを亡くした女の子が、崖の上から「おかあさん、おかあさーん、おかあさーん！」と叫んでいました。別の子は「おかあさん、どこに行ったの、明日帰ってきてね！」と、紙切れに書いていて、避難所でうずくまって、座ったまま眠っていました。目頭が熱くなりました。

そこに、娘からメールが来ました。

一言、「お父さんも支援に行くの？」

娘も、私と同じ気持ちで、何とかしてあげたいのだ。歌手の娘は歌をうたい元気づけたり募金や支援物資を送ることしかできないが、医者の父にはなんとかしてほしいのだ。

決めた、『行こう！』

やっと交通手段が見つかりました。三月二十五日にひとりで久留米を出発し、福岡空港から伊丹空港で乗り継いで、岩手県の内陸にある花巻空港に降り立ちました。空港のコンビニには南部煎餅しか置いていませんでした。それを買い求め、被災が軽微であった山形県の北部に位置する盛岡市に鈍行のＪＲで北上しました。途中、強い揺れがあり口にしていた南部煎餅が落ちて割れてしまいました。被災地の中に入っているというモードになっていたのでしょう。抵抗なく集めて食べていました。

盛岡市でレンタカーを借り、陸前高田市へと南下し、第一高田中学校に向かいました。ナビでは、高田駅を右折とありますが、何もない。道なりに直進とありますが、池が出来ていて、途中まで行くが深くなり、水が迫ってきていると錯覚し、あわてて、バックで引き返しました。

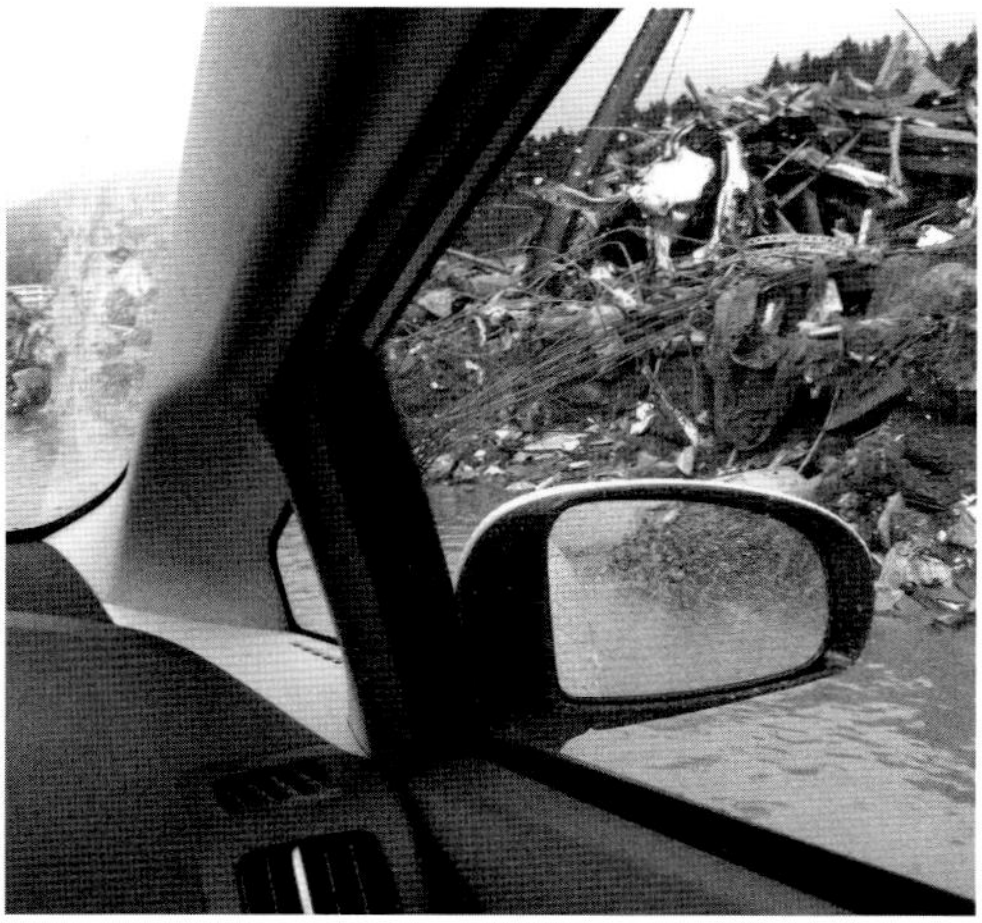

◆東日本大震災後の瓦礫と水を掻き分けて避難所を回る：平成23年３月26日（陸前高田市）

医療が行き届いていない小さな避難所を回り、余震が続く中、被災した人たちを診察しました。久留米から来ましたと言うと歓声と拍手が起きました。皆さん、苦労をされているのに、私のようなものに、家族や仲間を失っているのに、私のようなものに、明るく接していただき、逆に私のほうが元気をもらい、目が潤みました。

地震の後、いち早く現地に行ったのは、阪神淡路大震災の一ヵ月後に学会の要望に応え救援に向かった時、ただ単に視察に行っただけみたいでまったく役には立たなかった、という教訓からです。私に出来る医療支援は些細な活動でしかありません。だからこそ、震災直後に救援しなければならないと、強く思いました。この思いは比較的早い時期に二度救援に行った熊本震災でも生かすことができました。

その時に、被災した方たちとのたくさんの触れ合い、また、私の職業である医師としての能力が現地の方々の役に立てたということが、とてもうれしく思えました。そしてこれらの経験は、これからはもっと地域に根差した医療をしていこうと思うきっかけになりました。

〈一―三、ドクターブンブン子ども医学部〉

私にはもう一つチャレンジしていることがあります。六年前に高齢者を対象とした「認知症は怖くない」というイベントを開始しました。その時に、高齢者を支えるのは子どもたちだ。不登校の子や引きこもりの子を作ってはいけない。社会を支える子どもたちを育成していかなければならない。八歳の子でも十年後には納税者となるのです。応能主義で、きちんと社会に貢献できる子どもたちを育成していく事が、大人としての役割なんじゃないかと思ったのです。

最近、九十歳でも元気な方が増えてきました。ということは、今八十歳の方も、十年後に九十歳になり、今の子どもたちに支えてもらうのです。元気な九十歳がさらに増えるでしょう。引きこもりや働けない子供たちをなくし、国を支える子供たちを育てることです。そのためには子供たちに職業選択を含め将来に目的意識を持ってもらうことと、地方への誇りと愛着を持ってもらうことです。この目的のために五千人以上が集まるドクターブンブンを年に一回開催しています。

子ども医学部では現役医師二十名以上が集まり、子ども達にいろんな科の医学の授業を行います。その他、各分野（商い、建築、食、スポーツ、科学など）のプロが六十人以上集まり、子どもに職業体験と学習をさせます。企業メセナ的な職業体験を行うキッザニアが有名ですが、ドクターブンブンは、現役の医師をはじめ、様々な職業のマイスターたちが無償で協力してくれる本物の職業体験と学びなのです。この事業が実現できる久留米は素晴らしい街だと思います。

［子ども医学部］

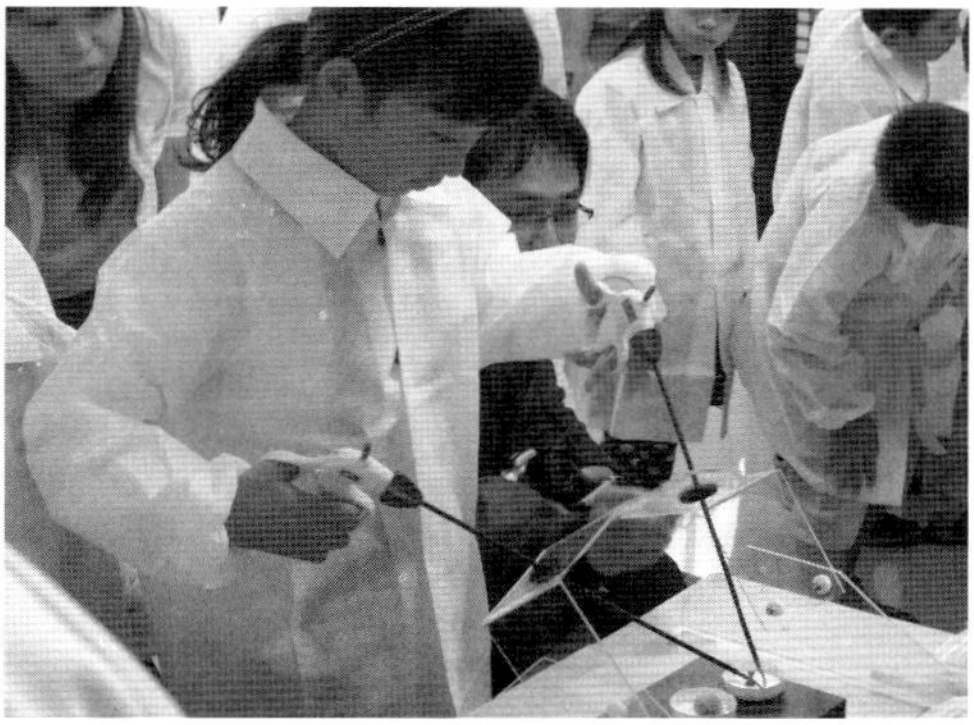

◆内視鏡手術

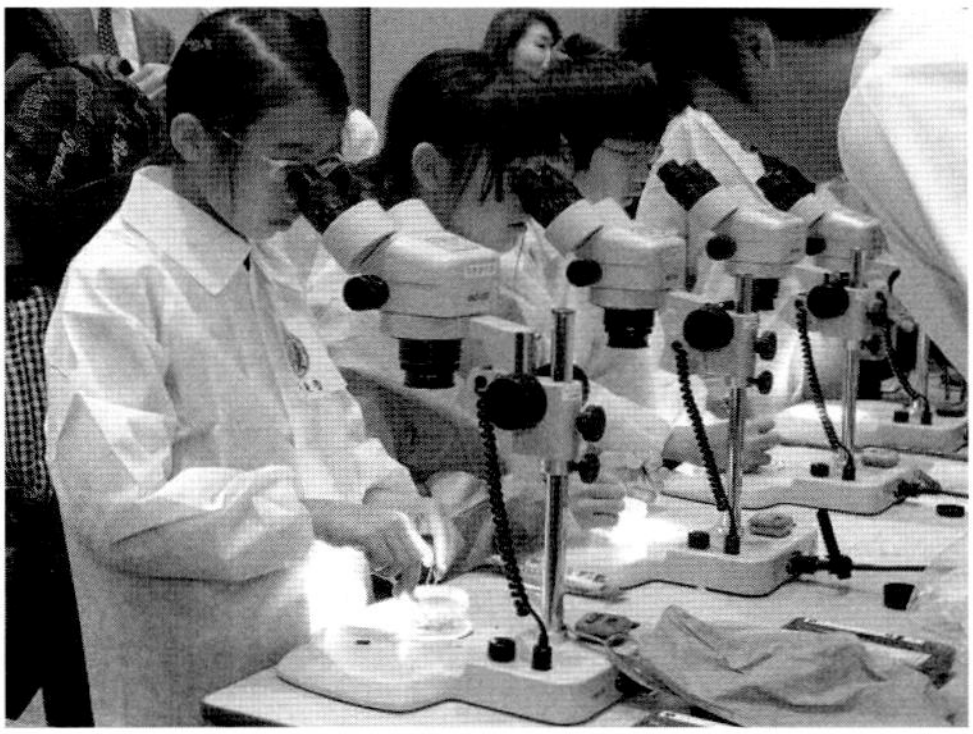

◆顕微鏡手術

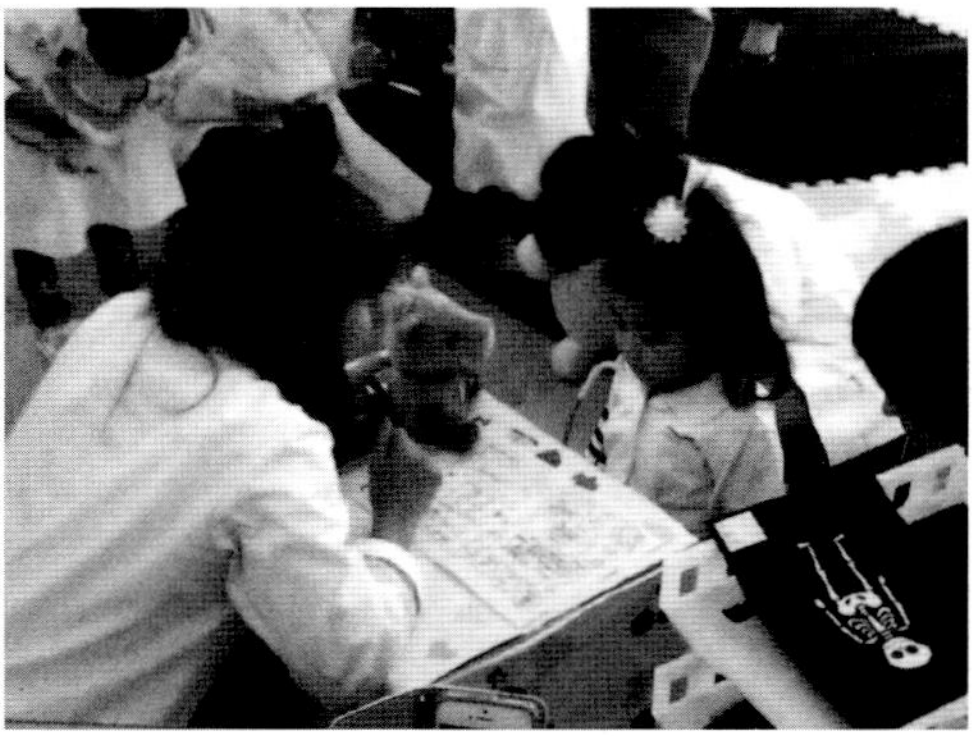

◆テディーベア病院（幼稚園児が医者、ぬいぐるみが患者さん）

至志及び至誠而
不動者未之有也
吉田松陰改変

せわぁない
松蔭の母

つらいと思います。
でもなんともならな
いのは死ぬ時だけで
す。生きている限り
何とかなるものです。
音成龍司

〈一―四、役に立ててこそ人生〉

昨年、山口県萩市にある松下村塾に行ってきました。これまで、座右の銘など、確固としたものは持っていませんでしたが、図のように私なりに作り、これに勝手に至志という言葉をつけ机に貼っています。この書を読み、日々心を新たにしています。吉田松陰のこの書は、

「最高の志を持ち最高の誠を尽くせば、心が動かない人はいない」という意味です。すばらしい。

ただ、そうはいってもできないことがあります。実力不足や、天災、事故、病気などです。その時は、松陰の母が良く言っていた「せわぁない」（山口県の方言で大丈夫）という言葉を繰り返して口に出して小声でも言うようにしています。

でも、もし「せわぁある」ことが起こった時は、私作の「つらいと思います。何ともならないのは死ぬ時だけです。生きている限り何とかなるものです」とつぶやくようにしています。

元気だったのに突然亡くなった兄の七回忌のとき、私は母より「人生分からないね、これまでよく生きてきたね、不死

身なのね」と言われました。入院を必要とするような災難に八回以上遭ったからでしょう。

高齢社会となり、順風満帆な人生は少なく、無病息災は稀で一～二病息災の方がほとんどです。これからも生きていくのがつらい道のりの方が多いと思います。一人だけ死ぬのなら怖いでしょうが、私もみんなもどうせ死ぬのです。元気満々で羨ましい方もいつか動けなくなりますので、羨ましく思うことはありません。辛いことがあるのは生きている証拠です。死ねばゆっくり出来ます。これまで我慢できてきたからこそ生きているのです。我慢できないときは死ぬ時です。我慢できないことが一生に一度ならば、怖がらずに、むしろ楽しみにして待ってもよいかなと開き直るこの頃です。だから、いつ死んでもよいという気持ちを持っています。やり残していることは沢山ありますが、思い残すことはこれといってないようです。ただ、頭ではわかっていても、開き直ることができないことがあります。そんな時、娘が十七歳のときに書いた詩「心の花が枯れるまで一生笑っていてほしい」を思い出します。

私の志は間違っているかも知れません。でも、自分が選択した道がそのときは最高なのです。ある方が「置かれた場所で咲きなさい、咲けない時は、将来咲くために根を這わせなさい」と言っていました。素敵な言葉です。

私は今、還暦を過ぎて、第二の青春を迎えていると思っています。妻も地域活動に取り組み、子どもたちもそれぞれ自分たちの人生を懸命に生きています。

ただ大きなことを始めるには、私の年齢が心配でした。私に勇気を与えてくれたのはマンデラ大統領です。彼は反アパルトヘイト運動に身を投じ、一九六四年に国家反逆罪で終身刑（四十六歳）の判決を受け、二十七年間に及ぶ獄中生活の後、一九九〇年に（七十二歳）で釈放され、その四年後に大統領になったのです。トランプ大統領も七十歳で、初めて政治家になったのです。だから、私だってまだできる。年齢よりも重要なのは我欲を捨て、役に立ちたいという信念と情熱でしょう。それがないと一気に老け込みます。未熟な私はそれを何度も何度も自分に言い聞かせています。

〈一―五　夢を追い求めて努力している限り夢の実現はありえます努力をしなくなったとき初めて夢に終わるのです〉

◎英語

私もすでに半世紀近く英会話を勉強しています。今頃、英語は「ぺらぺら」になる予定でした。でも「ぺ」までしかなっていません。留学する前には、英国人と一緒に研究していました。だから、外国に行ってもそれほど困らないだろうと思っていました。ところが、甘かった。外国に出ると勝手が違いました。日本に来ている外国人は、日本人にわかるように英語を話してくれていたのです。留学中は、英語が流暢になろうと日本人を避け、仕事だけでなく、プライベートでも英語漬けにしました。なのになのにです。いちばん上達したのは当時三歳の息子であり、次は、妻、そして一歳の娘、最後が一番努力した私でした。息子は半年で、英語で寝言を言い始めました。アメリカ人の友達と内緒話をしていては、鬼ごっこをしていました。「え～」と背筋がむずかゆくなりました。私が、もし英語で耳打ちされたなら、絶対理解できないでしょう。

妻は、よくしゃべります。目が見えなくなるより、口がきけなくなるのが嫌だといいます。一度聴いた歌はすぐ覚え、ハモるのも上手です。物真似がうまい。典型的な耳入力の人です。こういうタイプは英語が上達します。一方、私はどちらかと言えば、無口の方です。聞くよりは、目で見て自分で勉強する目入力です。眠れない時は英会話のCDを聞くようにしています。これが良く眠れるのです。みなさんも聞いてみてください。もし眠れる人は残念ながら人の三倍努力しないと、英語が上達しないでしょう。私の場合、英語の音が心地よい、でも言葉として脳に定着されないから、脳も眠りにつく、だから英語が下手なのでしょう。

私の子供の時の夢の一つにＷＨＯ（世界保険機構）で医師として働くことがありました。ウー・タント第三代国連事務総長のようになりたかったのでしょう。ＷＨＯから職の依頼が来る可能性をあきらめずに、英語のＣＤをなるべく聴いています。あきらめない限り、努力しているかぎり、私がＷＨＯから招待される可能性は限りなく低くとも、ゼロではないでしょう。

◎ノーベル賞

一般に貧乏な研究者は、名誉が頼りなのです。研究者はナンバーワンを目指しています。心の底では、多くの研究者はノーベル賞を取りたいと思ったことがあるのではないでしょうか。私は開業医で似非（エセ）研究者ですが、それでも憧れています。私が小学生の時「水虫や風邪の特効薬を見つけてノーベル賞をもらうことになっているのだ」と内心思っていました。なぜかって？「なぜならわたしはノーベルの生まれ変わりだからです」「うそでしょ」ノーベル賞の授与式は、ノーベルが亡くなった十二月十日にあります。なんと、十二月十日は私の生まれた日なのです。だから、毎年、授与式を見るたびに、自分はノーベルの生まれ変わりでありたいと子供心に実感してきました。妄想でしょう。でも、私は本当の妄想狂ではありません。というのも、今も熊本大学工学部の先生らと共同研究をしています。私がノーベル賞をもらえる可能性が限りなくゼロに等しくとも、研究を少しでもかじっている限り、思いを持ち続けているかぎり、ゼロではないと言って自分を鼓舞しています。

　こんなことを思うこと自体、子供かな？　でも、もっともっとおめでたくありがたい人がいます。私の母と姉です。二〇一〇年のノーベル賞に根岸（ねぎし）さんが選ばれ、テレビで「ネギシさんノーベル賞受賞」と発表があった時、食事中テレビの音を聞いていた二人は、箸が止まり「え、龍司が！」と言って、思わずテレビの画面に眼がいったそ

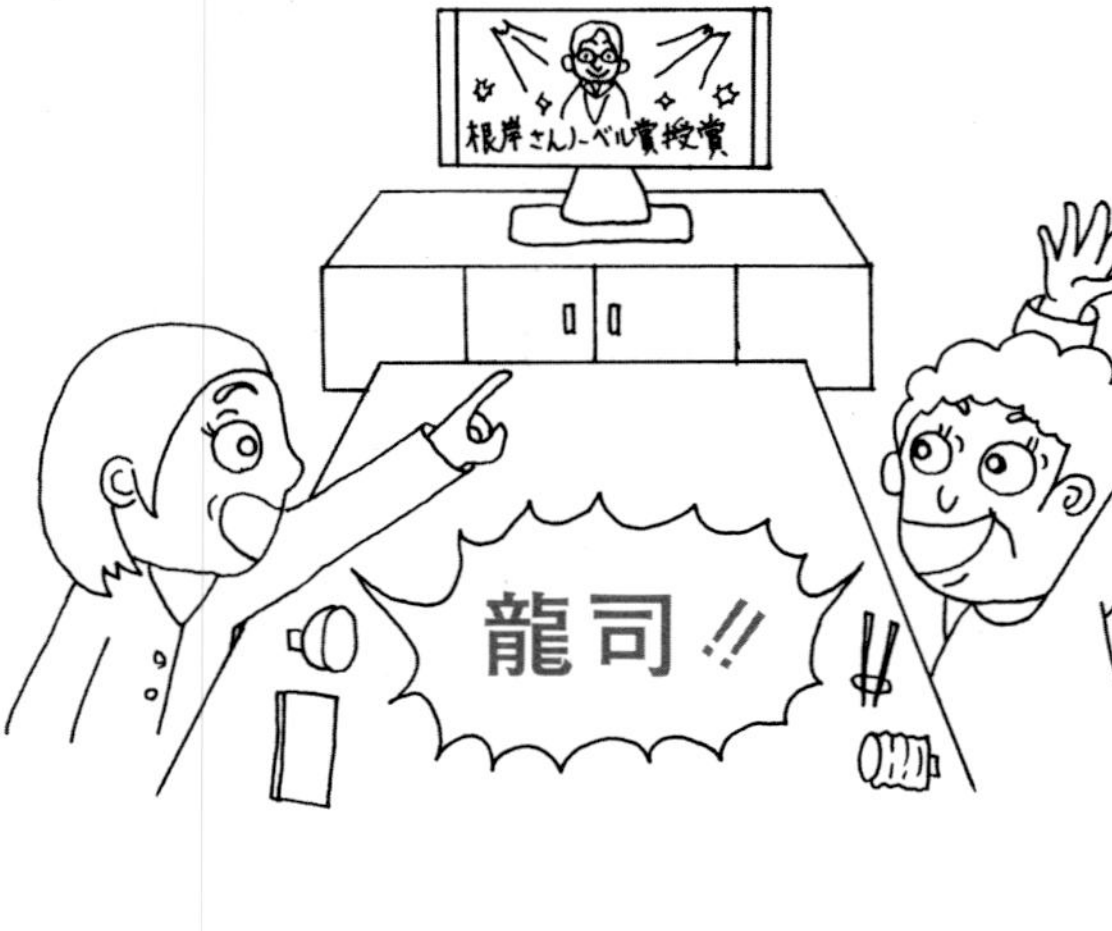

うです。ネギシが私の名前のネシゲに聞こえたらしい。そばにいた義兄は、開いた口がふさがりませんでした。この二人に育てられたから、ノーベル賞をいまだ夢見ているのか、あるいは、私の能天気さが、二人をいつのまにか洗脳したのかな？

〈一一六、新しい曲にチャレンジする〉

歌うことは認知症の予防にもなります。ただし、童謡などの昔記憶していた曲を歌っても予防にはなりません。昔憶えた歌の記憶は海馬とは関係がなく、場所は不明ですが、より深いところで記憶されているのでしょう。前に説明した遠隔記憶です。アルツハイマー型認知症では末期になるまで、遠隔記憶は保持されています。

だから、認知症予防には、新しい歌に挑戦した方がいいのです。朝ドラなど、よく見ているテレビドラマのオープニングタイトル曲でレパートリーを増やすのもいいかもしれません。

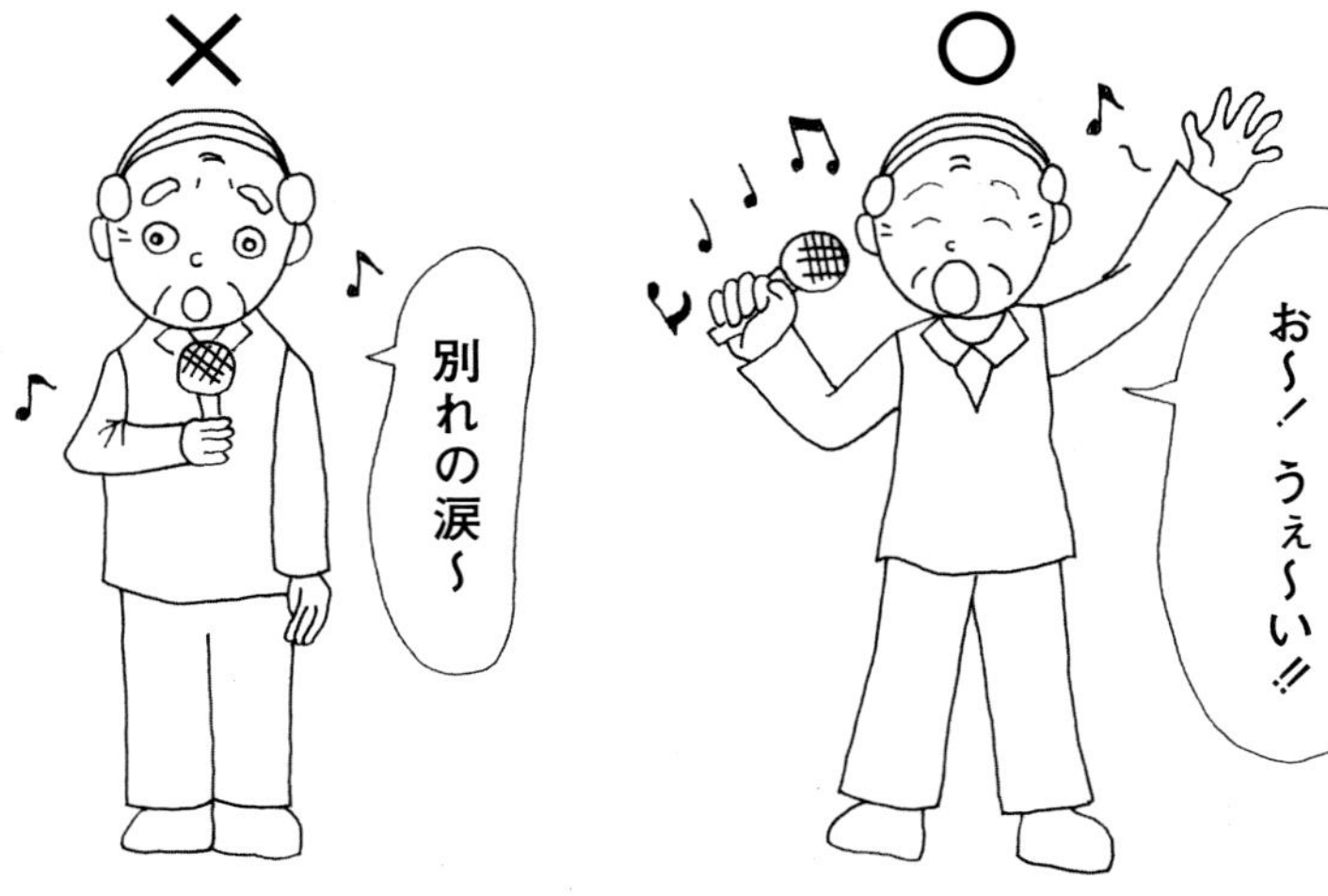

二、うつ状態にならない

〈二―一、うつ状態になると、認知機能が低下します〉

脳神経内科医はうつ病の専門医ではありません。しかし、専門領域が遠くなく、当院では心療内科も標榜していることもあり、多くの軽いうつ病（状態）患者さんが受診されます。聞き上手になって、タイムリーに助言してあげる必要があります。

うつ病で恐いのは自殺（自死）です。自殺は絶対ダメです。自殺願望がある人は、自分は必要とされていないし、周りみんなの幸せの為にも死んだ方がましだと思っています。間違いです。苦しみから解放されるので、本人は良いかもしれませんが、親が自殺をしたら子どもは一生自殺した親の子どもという烙印を押され、子どもに苦しみが降りかかった時、親と同じように自殺を考えてしまう傾向があります。それでいいのですか。私も故意に「私の外来を受診されたあとに自殺されたならば、私はヤブ医者となり、患者さんが来なくなってしまうから止めてくれ」と言います。本人は「そんなことはない」と少し笑ってくれます。周りのためにも、ぼちぼち生きていきましょう。診察の最後に自殺しないように「指きり」で約束させます。

自殺は圧倒的に男性が多い。女性は強い。男性は弱い。なぜかって、河島英五の『酒と泪と男と女』で歌っているように、男性は、飲んで、飲み疲れた結果、肝臓を悪くします。男は我慢して、病院にも行かず、我慢できなくなって自殺してしまうのです。女性は、泣いて、泣き疲れて、その合間に食べて寝ます。救急外来でも骨折した女性は痛いと大騒ぎして、医師が整復しようとするものなら「人殺し～」と叫ぶ、男性の患者はじっと痛みをがまんし、整復しようとするとガックと意識が無くなる方が多いようです。このように生命維持という観点からは女性は強い。

ストレスがあるとうつになる人とならない人がいます。前者は感受性が高い人です。後者は能天気か目標を持っている人です。人は心理的ストレスを感じると、高齢者の場合、認知症のリスクが二倍に高まると言われています。うつ状態になるとセロトニンが不足し、それがまたうつ病を進行させ、心が不安定になりキレやすくなります。

うつ病は女性のほうが二倍多いと報告されています。男性患者の受診率の低さもあるので、女性信頼性は低いと感じていますが、強いはずの女性にうつ病が多い理由を見出すとすれば、女性ホルモンのエストロゲンは脳の神経伝達物質のセロトニンを介して感情の調節にかかわっています。このセロトニンは、気分を明るくしたり、興奮や不快感を鎮める働きがあるのです。女性はもともとセロトニンの分泌量が男性より少ないうえに、更に月経前は、エストロゲンの影響でセロトニンが減るので、落ち込みやすくなったり、イライラしたりします。月経、妊娠、出産、更年期によって女性はホルモン分泌の変動を経験します。また、男性優位の社会で女性の社会的立場の弱さも関係しています。女性のうつ病はこの社会的要因とホルモン分泌などのような生物的な要因とが複雑にからみあって起こるのだろうと考えられています。

男性と比べ、女性にうつ病が多いということは、年代別に分けても、女性のほうが認知症の有病率が高いという事実を説明しているようです。

〈二—二、うつ状態の回避、十九の心得〉

この章は特に心が繊細な方に読んでほしいと思います。イケイケどんどんの方には違和感すら与えるかもしれませんが、そういう方も長い人生では心が折れることがありますので、そんな時の転ばぬ先の杖として知っておいてもらいたいと思います。

①優しくて人に好かれている人は、少し憎まれっ子になりなさい

「憎まれっ子、世にはばかる」という諺があります。憎まれっ子は「自分は悪くない」と思っているので、うつ病にはなりません。一方、早死にした人に、参列者は「こんないい人がなぜ」と涙を流します。でも、他人から「いい人」と言われる人は「自分が悪い。ああすればよかった」などと、いつも自分を非難してうつ状態になりがちです。だから「いい人」は、少しは「憎まれっ子」になって、うつ状態に陥らないようにする必要があります。「憎まれっ子」は無理でも「いい人」をやめてみる。それも無理なら、「いい人」を休業してもかまわないんだ、と思うだけでもいいんです。

②上司に怒鳴られた記憶は小さくして捨てる

部下を怒鳴ったりするのも一種のガス抜きで、上司もイライラを回避しているのです。でも、怒鳴ると、ドーパミンが減り、認知症になります。怒鳴られた部下はふさぎ込んだり、悲しまずに、上司もストレスが大きくなっているのだと同情してあげてください。ミスを指摘されているのだから感謝しても良いくらいです。肥やしです。怒られても心で笑顔ですよ。でも、顔はへらへらせずに、申し訳ない顔をしていたほうが良いでしょう。私も小学生の頃、けんか早いが人気者の悪ガキでした。成績は中くらいなのにクラス委員に選ばれた時、先生は困り顔で、何とか私を当選させたくなかったらしく、選挙のやり直しがありました。小学五年生のときと中学一年生のときです。実は、先生も私を嫌いではないようでしたが、まじめな先生ほど私の態度に耐えられず、先生からよく叩かれました。叩かれても、授業が終わるとニコニコしているので、叩いても良いと思ったのでしょう。今なら大問題にされてしまうかもしれませんが。

ストレスを持ち越すと**不眠**になったり、悪夢を見ます。具体的には、入眠前に座り、嫌な出来事を心に思い出し、それを小さく、小さく、ゴキブリほどにし、殺虫剤で撲滅させ、バットで宇宙のかなたにかっとばし、同時に前もって用意していたプラスのエネルギーを充満させ、素敵なことを思い描くようにするのです。愛犬、好きな人、孫、スイーツなど何でもよいです。そして明日はきっと良いことがあると思い、笑顔で眠ることです。重要な事は、嫌な事を殺虫剤で退治したら、間髪をいれずに、素敵な事を心に充満させることです。

③悲しい嫌な思いと心が和むものをセットにする

前述のようにやってもなかなかうまくいかないことがあります。一秒でも間があると悪い思いが生き返ってしまうからです。ですから、悲しい思い出と心が和むものをセットにすることが有効です。スイーツが好きな人は悲しいことが思い出されたら、すぐケーキを食べている自分を思い出せば、悲しみは薄らぐでしょう。私の場合、孫の笑顔をセットにしています。

④イジメに遭う原因の一つは弱みを見せるから

イジメる人はストレスがあり、イジメることにより発散しているのです。発散できるのはイジメられた人が悲しんでいるからです。対策は鼻で「ふっ」と言って、笑うか馬鹿にすればよいのです。決して悲しい顔をしないでください。

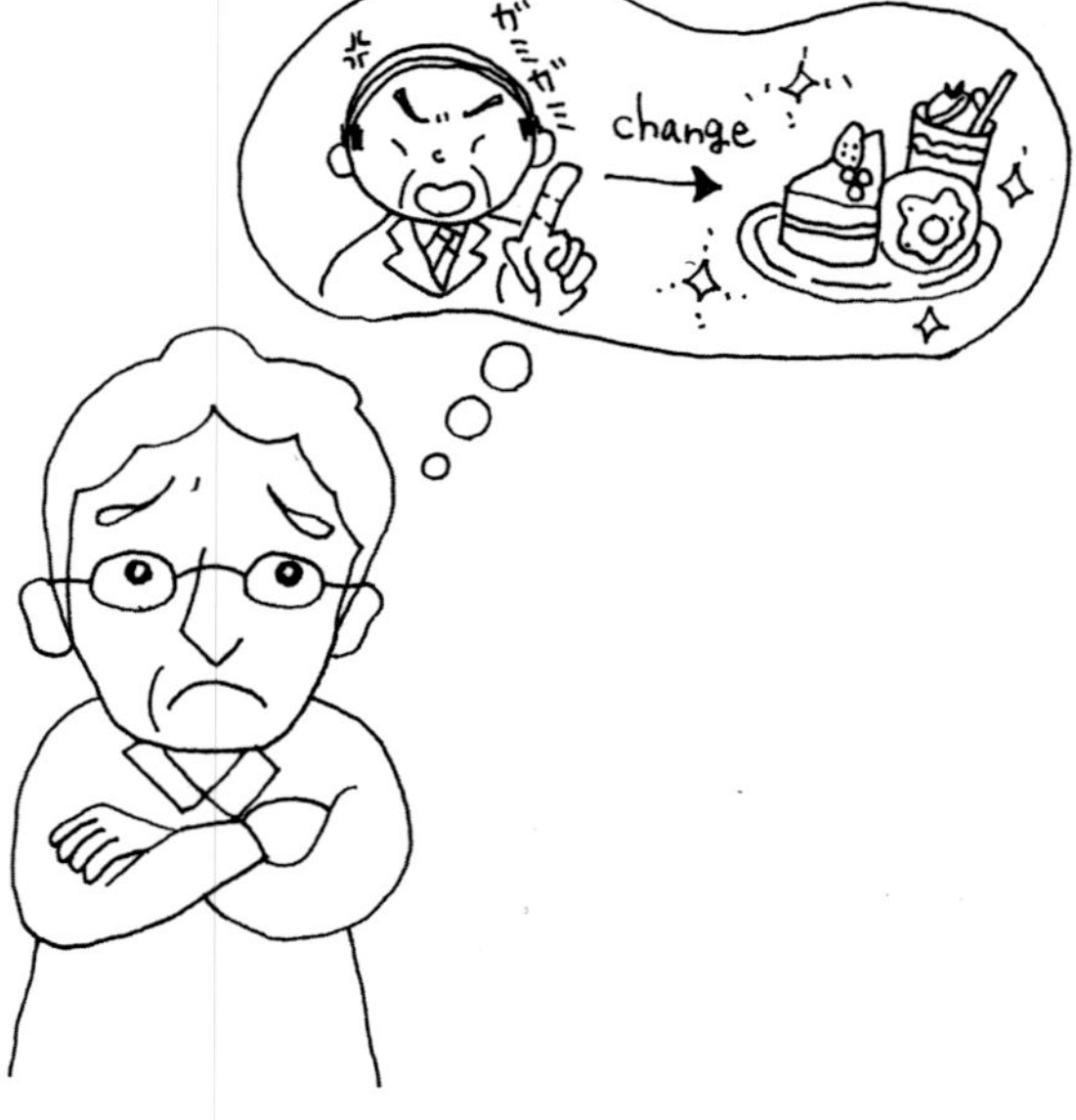

悲しい顔をすると、イジメる人は喜び、イジメがエスカレートします。

⑤部下や子どもを怒る時は頭の中でスキップしてから怒る

部下を怒るときは決して本気にならずに、本気のように見せて、怒ることです。本気で怒って、血圧が上がり、脳出血にでもなったら大変です。怒るような事態に遭遇したら、スキップでもして冷静になってから怒れば効果的です。感情むき出しで怒ると、血圧が上がるうえに、部下から仕返しされることになり、いいことは全然ありません。

⑥自分を褒める

うつ状態になり、自分には褒められるところなんてないと思っている人こそ自分を褒めてあげてください。うつ状態になる方は**発想の転換**が上手くないのでしょう。

受診にやってくる患者さんは、しばしば「ここに来ると、元気になる。先生から元気をもらえるから！」と、にこやかに帰って行かれます。

このことを、もしも私が「今日は五十人から元気を吸い取られる」と考えるとしたらどうでしょう。患者さんと話すたびに顔の艶が無くなっていき、帰りの足取りが重くなり、背中も曲がってしまうかもしれません。それが習慣化すれば疲れがたまり、うつ状態にまっしぐらです。

ネガティブな考えが浮かんだら、気持ちを切り替えるのが大事です。

私は、外来患者さんが多くて昼休みも取れないとき、積まれたカルテを見て『あ〜あ』と、めげてしまいそうになると、気持ちの切り替えにかかります。『こんなに多くの患者さんが僕を慕ってきてくれる。ありがたい、ありがたい』と思い、そして患者さんや、患者さんをケアしているご家族の苦労を思い出し『ま、いいか』と考え直して、毎日ぼちぼち励んでいます。

そして、辛いときこそ「よくやってきたね、がんばったんだね！　今日も沢山の患者さんを診たね」と自分を褒めてあげます。

みんな誰かに褒められれば嬉しくなるものです。誰も褒めてくれないのなら、なおさら自分で自分を褒めましょう。生きていること自体、大変な努力が必要で、褒められるに値することです。その努力を他人に悟られていない（だから褒められない）のは、褒められるべき美徳といえないでしょうか。

最近、よくやるのは、入浴後や入眠前に、鏡に向かって、右手を腰に当て、左手で鏡に映る自分を指差し「よくやってるね、えらいよ！」と褒めてあげ、心からの笑顔で鏡に映る自分に

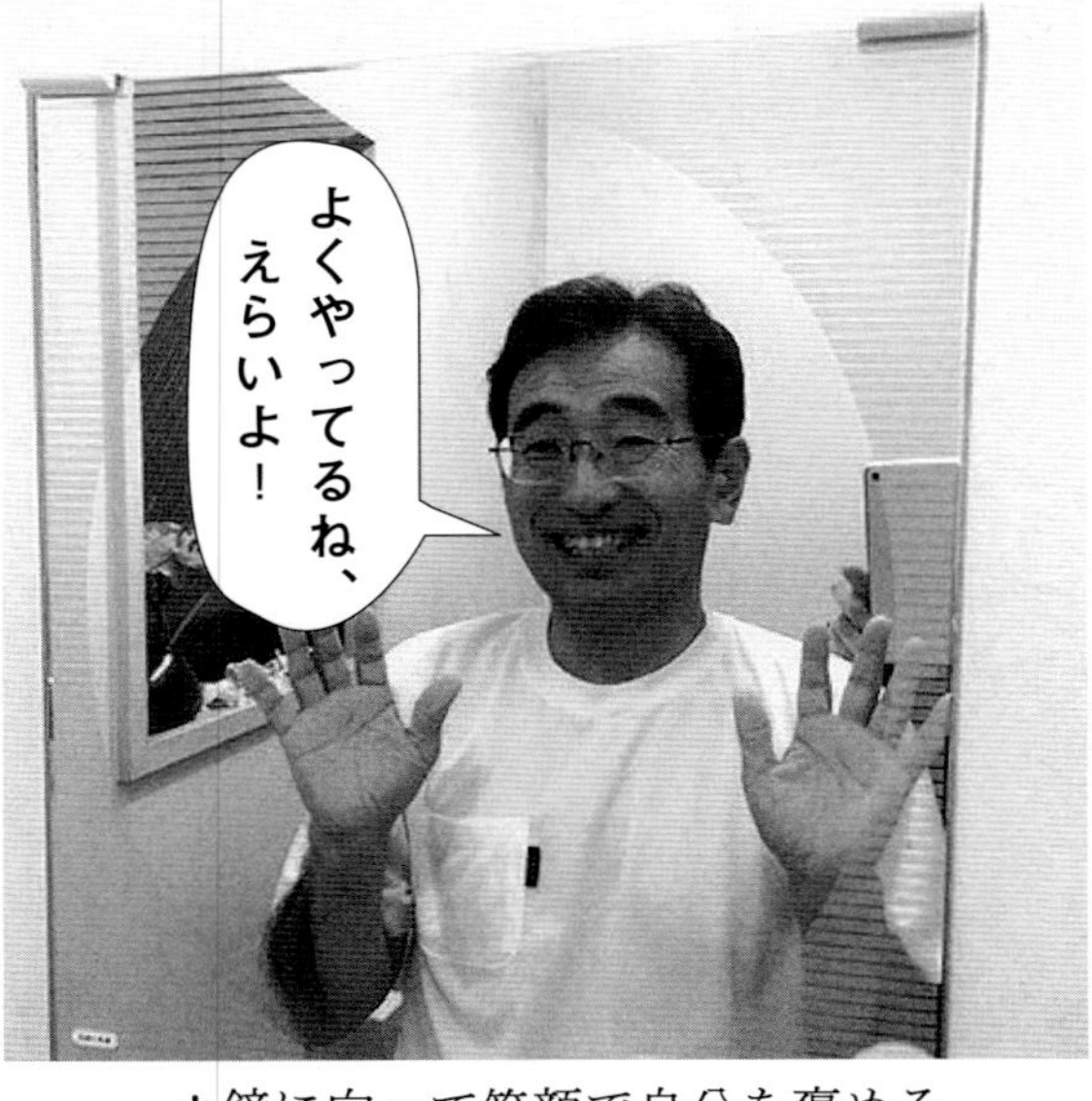

＊鏡に向って笑顔で自分を褒める。

お休みのバイバイと両手を振ってから、脱衣所を出ています。以前はストレスがあり暗い毎日が続くと、数日で前髪の一部が白髪になり、頭のてっぺんが薄くなっていましたが、最近は逆に、五～十歳若く見られています。お風呂場だから誰も見ていませんから恥ずかしくはありません。褒められる所が、まったくないと思っている人こそやってみてください。効果てきめんです。

⑦良いように考える、プラス発想

悪いことがおきたとき、それを良いように考えてください。仕事が長続きしないで転職を繰り返すとき、どうして長く続かないのかと自分を否定する人がいます。間違いです。「多くのことに興味を持ちチャレンジ精神が旺盛だ」と考えてください。

私は、あるとき、三十年間生やしていた顎鬚を人生の節目と考え、思い切って剃りました。みんな驚くだろうと内心期待しました。なんと、その夜、妻は気が付いてくれませんでした。翌日、病院のスタッフは驚くだろうと思いましたが、誰ひとり指摘する人はいませんでした。夕方に私から髭をそったことを告げました。気にかけてもらっていない自分が可哀そうになり、うなだれました。でも、持ち前のプラス発想ですぐ蘇りました。皆さんにとって一番大切なものは何ですか？　家族とか、友人とか、お金とか答えます。正解は「空気」です。空気を気にする方はいません。私は、妻やスタッフにとって一番大切なものになっているのです。いや、そう思い込むのです。もちろん、これは私の許される妄想です。

また、あるとき、お謡いを習おうと教室に行ったのですが、何か向いてないと思いました。一回でやめるのに罪悪感を持ちそうになりましたが、そういうときは「お謡いは君に向かない、何か別のことを行ないなさい」という神のお告げを感じるのです。神様には悪いけど、とても楽にやめられます。あるいは主治医に止められたなどとの言い訳も可ですよ。

⑧壁にぶち当たったら数歩下がって見る

人生の歩みの中で、ときに大きな壁に塞がれ立ち往生し、壁の前で必死に乗り越えようともがき、疲れ果て、途方に暮れることがあります。そういうときは数歩下がってみることです。違う角度から見るとアイデアが浮かびます。抜け道が見えてくることもあります。物事を違う角度から見ることも大切なのです。そうはいって

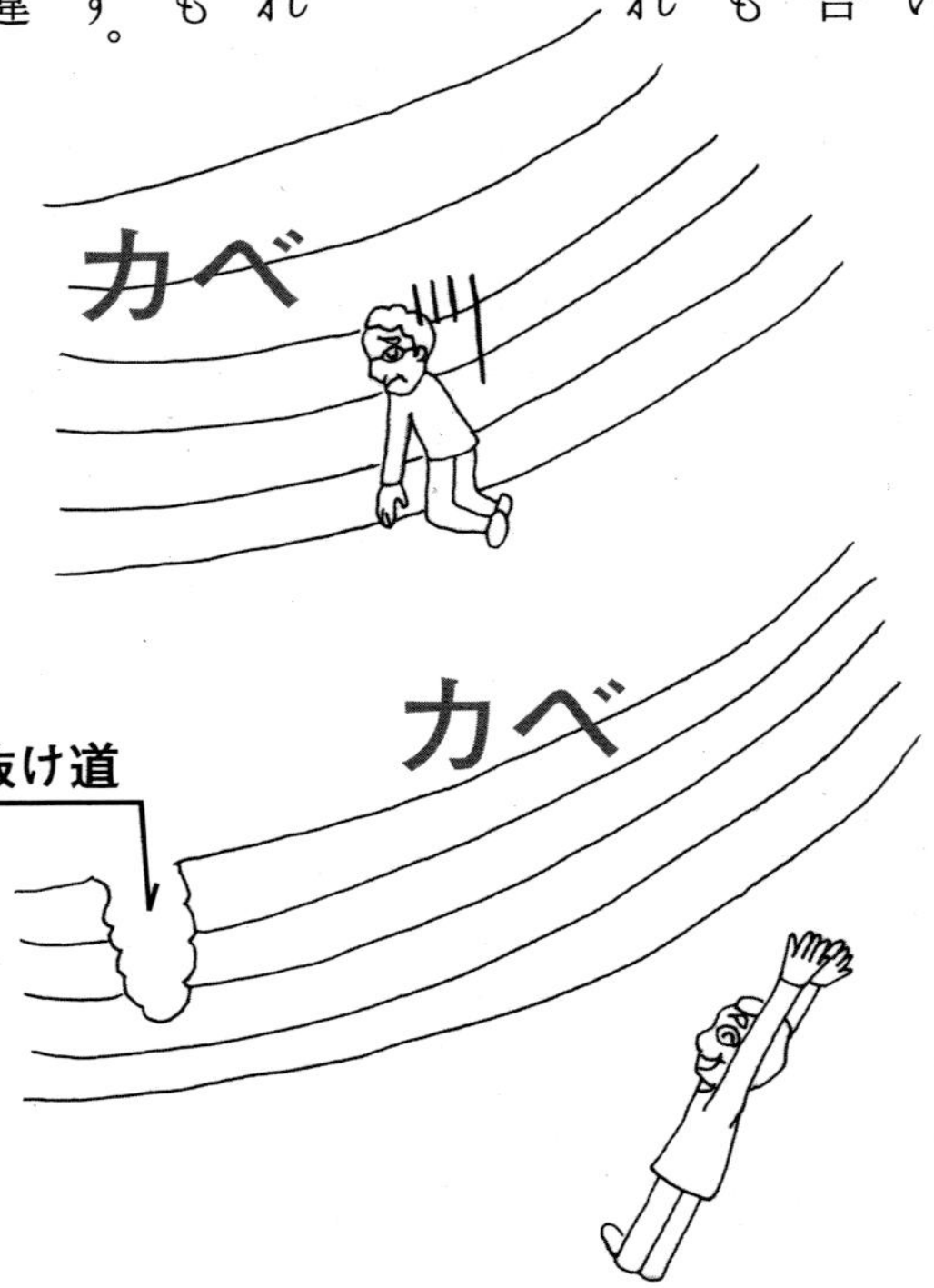

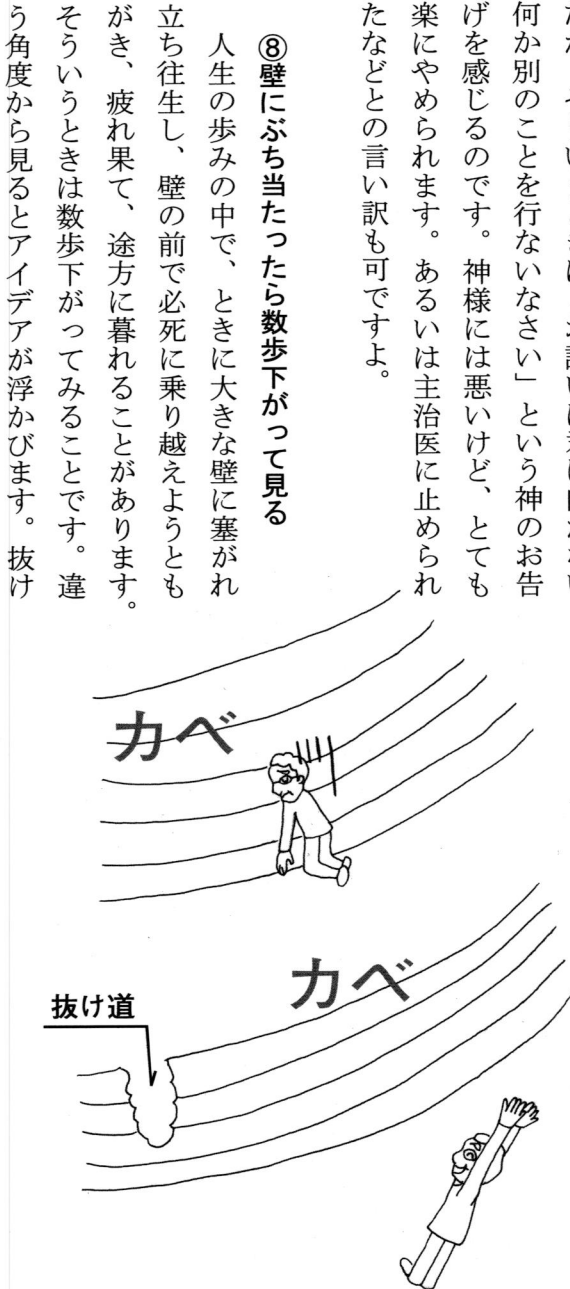

も集中しているときは、なかなか別の発想なんか出来ないものです。訓練が必要です。『ヤワラちゃん』で一世を風靡した柔道家の谷亮子さんは、練習中に、柔道とは関係のない計算をしたり、別の発想をする訓練をするそうです。試合中、想定外のことが起こった場合、対策を練る前に、あれよ、あれよという間に負けることがあるからでしょう。勝負が早い卓球についても、それが言えるでしょう。

⑨客観的に自分を見る

例えば、あなたが苦しい状況にあると仮定します。あなたにとって大切な人（娘、姉妹、兄弟、友人）が、あなたと同じ境遇になったとして、あなたならどういう助言をしてあげますか？その助言こそがあなたの状況に対する冷静な判断なのです。その助言に自分も従えばよいのです。

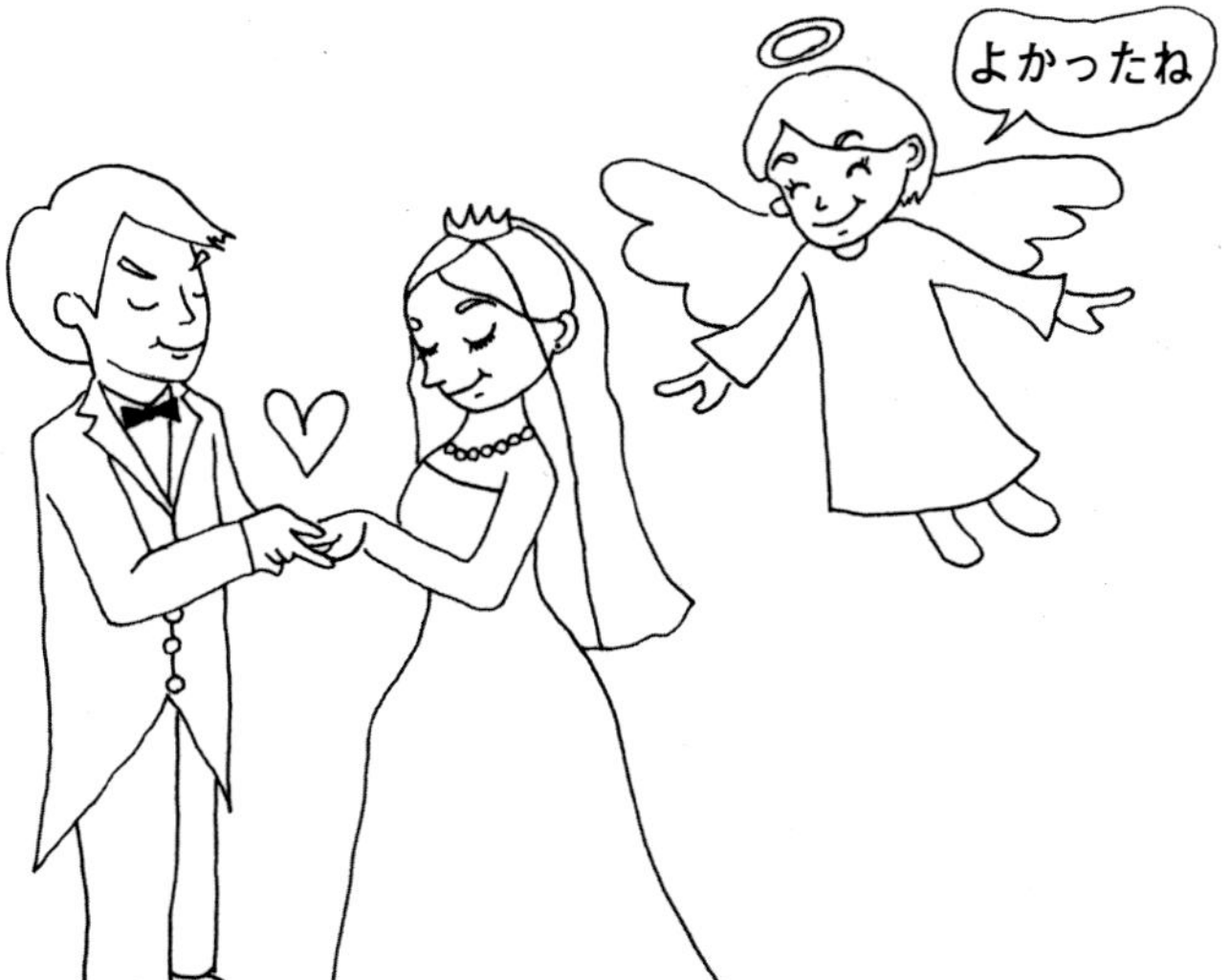

もし「大したことがない」とあなたが感じたならば「大したことはない」でしょう。

例えば、あなたが彼に裏切られて落ち込んでいるとします。そんなときは少し客観的になるために「私には、私と同じように彼に想いを寄せている親友がいて、しかも私は病気で余命三ヵ月と宣告されている」と想定してみましょう。

あなたはその状況で親友に「私を一度は裏切った彼だけど、私が死んだら素敵な彼をよろしくね」と言って愛のキューピット役に転じられますか？　それとも「彼から言い寄られても断った方がいいよ」と言いますか？

もし、後者なら、結婚前に裏切られ、別れる口実が出来て良かった、と思いましょう。「バツイチ」ではなく「マルイチ」だと思えるでしょう。落ち込む必要はありません。結婚して子供ができた後で裏切られ、その時点で、悪い人と気がつくのはとても不幸ですから。離婚も同じ意味で「マルイチ」です。不幸な結婚を自分か相手が死ぬまで続けないですむからです。

⑩苦しいときこそ覚悟を決め前向きに考えなさい

「どうして私が……」と苦しむのでなく、病気を受け容れる覚悟です。これにはは二つの方法があります。「なにくそ」と「ま〜いいや」と思う方法です。

あなたが仕事で悩んでいるとします。自営業の経営者で従業員がいる時は「なにくそ」と、ある程度は頑張らなければなりません。独立したという自負と責任があなたを支えてくれるでしょう。目先の境遇に左右されず十年後のためと思い頑張って下さい。

でも、そういう悩みがある人の多くは従業員で、しかも真面目な人です。なぜ会社のためつ状態になり、病院に行って、薬を飲んだりしてまで、自分を痛めつけなければならないのでしょうか？　心が弱い人は六～七割の力で仕事をしましょう。八割では、やりすぎです。小さな迷惑は「ま～いいや」と思って良いのです。無理して休職するようなことになれば、同僚にもっと大きな迷惑をかけてしまいます。怒られたら、悲しい顔をして、自分が独立したときの怒り方を学ぶつもりで怒られてください。

前向きに生きるということは、決して無理をして立ち向かうことではありません。夫に愛想をつかし、韓流ドラマに逃げてはいませんか？　無精な夫でも、認知症の予防になるからと説得し、手を繋ぎ、腕を組んで、二人で漫才や落語を見に行ったり、趣味をしたり、心のスキップをしましょう。それが前向きな生き方です。男は単純です。腕を組まれると顔がほころびます。女性も、いくつになっても、おしゃれをし、いつまでも、清潔感があってほしいものです。

寒いとき、外出したら風邪を引くのではないかと不安に思うのが後ろ向きであり、前向きな人は、普通より着込んで、元気に外出をします。落ち込む時はどん底まで落ち込んでも良いのです。後は上がるしかないからです。これも前向きな落ち込み方です。

前向きな気持ちを持てば、アルツハイマー型認知症でも海馬の次に障害を受ける前頭葉の機能が高まります。さらに、前頭葉は勇気、希望、忍耐力を与えてくれるのです。ストレスを程よいものに変えるためには、発想を転換し、楽観的にならなければなりません。

⑪不幸だと思うことがあっても、幸せなことが多い

生きている以上必ず不幸という暗闇が襲ってきます。でも、夜明けが来ない夜はありません。生きている限り、世の中、何とかなるものです。病気や事故の後遺症に悩むとしても、眠れないほどの痛みがある場合などは別ですが「運が良かった。運が悪ければ死んでいた」のです。「自分はどん底で最悪だ」と思うのなら、私の外来の待合室に一時間でも座ってみてください。たいへんな状況を抱えた多くの患者さんが受診されています。自分だけがたいへんだと思わないことです。

私も悩んでいる患者さんに笑顔の大切さを説いていますが、実は私自身に言い聞かせているのです。でも、自分がどん底だと思っている時は周りが見えないし、人の話にも耳を貸せません。そんな時は、はたして一年後も悩んでいるかと考えてみてください。恐らく気にしていないだろうと思える場合は、一時的なものとして、笑顔を作ってみてはどうですか。

私もすべてがうまくいかないで、落ち込むことがあります。そんなとき、この章を読み返していたら、それまで落ち込んでいたのが、肩の荷が軽くなり、笑みがこぼれて来ました。

『安心して布団で眠れるのだから幸せだよ』

『生きているのだから、悩みは出てきますよ。生きている証拠だよ』

先日の熊本地震で医療支援に行ったときも、半端でない口内炎の方や、口の三六〇度全周に出来た口唇ヘルペスの方を、テント内や青空で診療しました。普通なら野菜を食べ、ストレスのないようにと指導するのですが、野菜はない、車中泊ではどうしようもありません。辛いと思います。でも、大切なことがあります。笑顔を忘れないということです。益城町の郊外を往診しているとき、ある母親と子どもたちが案内してくれました。子どもたちは私と手を繋ぎハイキングでもしているようでした。これはその子らの母親が苦しくとも笑顔を絶やさないからだと思いました　ここ久留米でも地震の揺れはかなりありましたが、大きな被害はありませんでした。それでも、怖くて眠れないという人が多数受診されます。不安は分かりますが、見方を変え、『今回は、ケガしなくて家が無事でよかったね。私って、本当は、幸せの星の下に生まれているのだ』と苦しいことがあっても、良いように思うことが大切です。

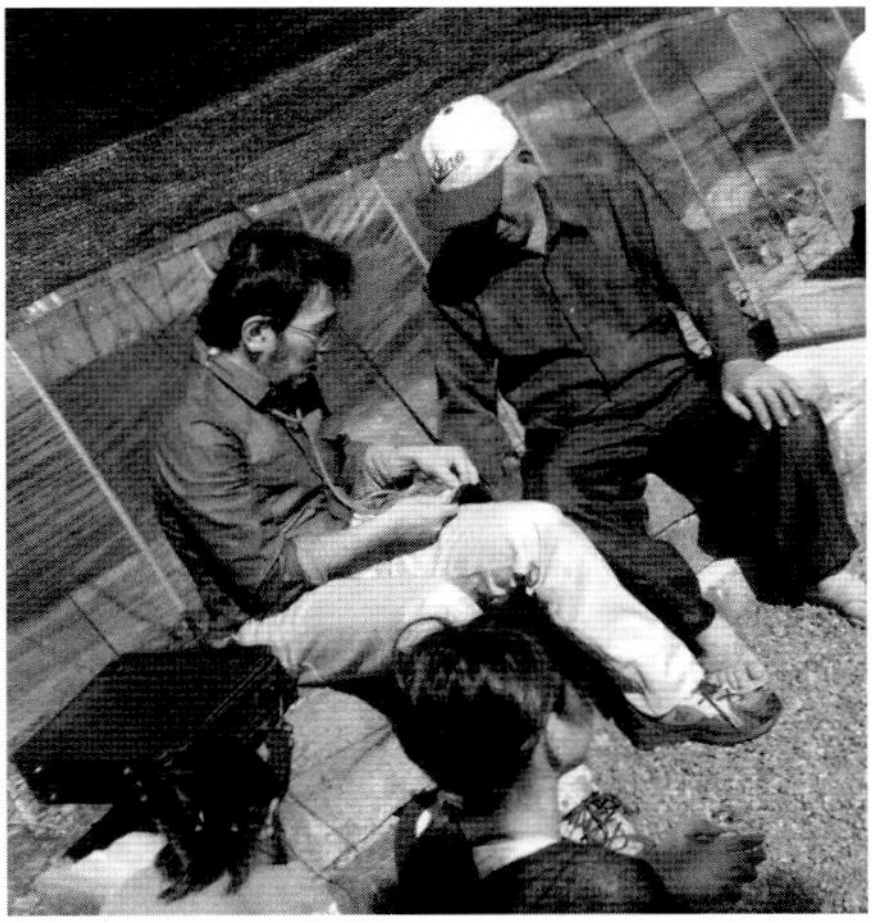

◆熊本震災での青空診療
：平成28年4月24日（益城町）

⑫悩み事の結果に対する対処方法をノートに記載し、決め打ちをする

大きな問題が起こるとプラスに発想の転換ができない時があります。四六時中悩んでいます。悩むと眠れません。眠れないとさらに精神状態は悪

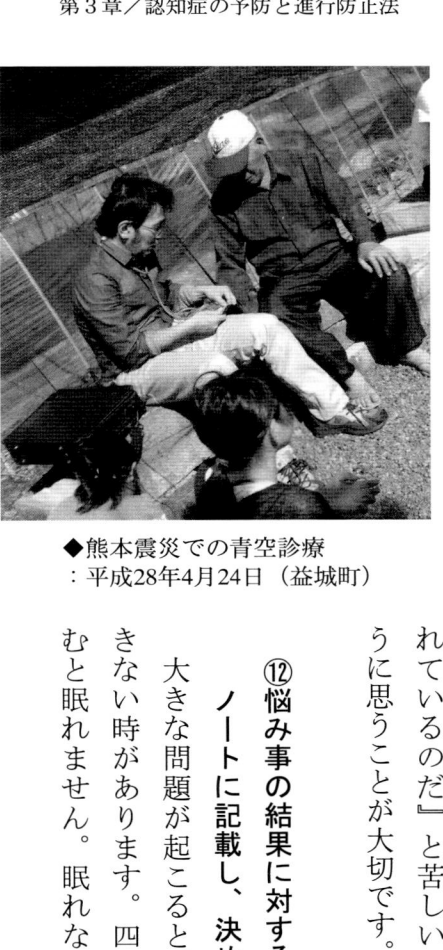

化し、うつ状態になってしまいます。だから、常時悩んではいけません。

皆さんが大手術を控えていたとします。いくら「能天気」の人であっても、不安で一杯でしょう。仕事が出来なくなったらどうしようかとか、さまざまな不安が頭を占領します。その場合、いくつかの術後のパターンがありますので、パターンごとの解決策を、一時間熟慮して、ノートに書きこんでください。私の場合ですと「手術が成功した場合は、今のままでいく」「手術後、数ヵ月の休養が必要な場合は休養期間中は代診を充てる。代診の先生の名前を列挙しておく」社会復帰が出来ない場合は、閉院にする。あるいは、答えが出ないなどです。後は、バスや電車を待つ時間など退屈な時間以外一切考えないようにしています。

不安な考えがよぎったら、『また同じことを考えている。すでに決め、ノートに書いただろう』と

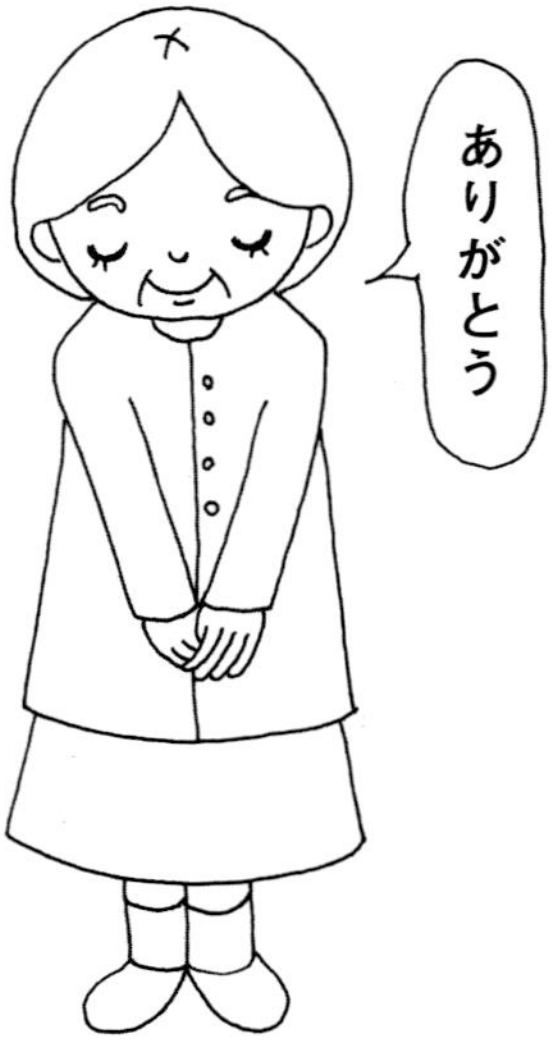

自分を叱り飛ばしてください。

⑬困難な事、辛い事があれば、すなおに「ありがとう」と言ってみる

心から感謝のことばを言うことはむずかしいかもしれないけれど、辛いことも含めて今あることに「ありがとう」とつぶやくだけで、なぜか心が落ちつき、いたみやつらさが軽くなる経験をしたことはありませんか？　静かに息を吐いて「ありがとう」と言ってみてください。ふしぎと幸せな気分になりますよ。

⑭苦手な人の前で話さなければならないときは、人ではなくワンちゃんだと思う

営業の方なら、例えば、うるさいお客はキャンキャン泣く子犬、恐いお客はいかつい顔のブルドッグとみなし、犬の額に貼った福沢諭吉はどう話

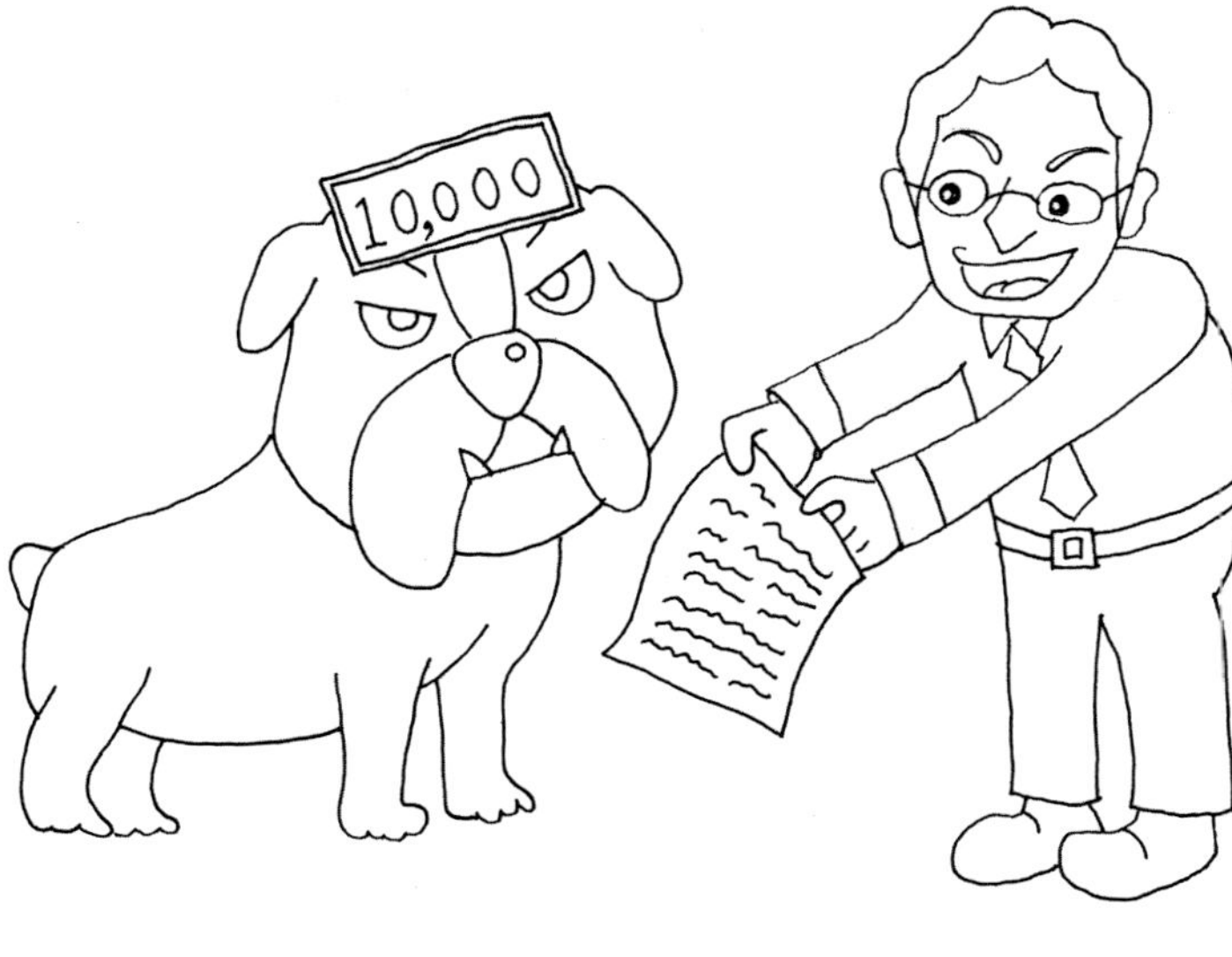

せば剥がれそうか、というように考えてみればどうでしょうか。
大勢の前で話す時は沢山の犬がいると思ってはいかがですか。

⑮辛い時や怒った時などは、その直後に冗談、冗談と言って打ち消す

ある時、私が学会での発表のために車で会場に急ぎ、やっと時間通りにつき、駐車場に入ろうとしたら、入り口に車が停まって入れませんでした。満車なら仕方がないと思っていたら、しばらくして、停車中の車に人が乗ってきました。車は人を待っていたのです。思わず『馬鹿やろう、こんなところに停めるな』と怒鳴りつけました。もちろん、心の中です。こういうときは後味が悪く、尾を引くものです。

そこで、友人から聞いた方法を試みました。するとすっきりしました。それは、ネガティブな気持ちや言葉を発した直後、「冗談、冗談、僕がそんなこと言うはずないよ」と打ち消すことです。やってみてください。とてもスッキリと気分を取り直すことができ、その日は学会の発表も無事にできました。冗談で済まないこともありますが、悩みの九〇％以上は

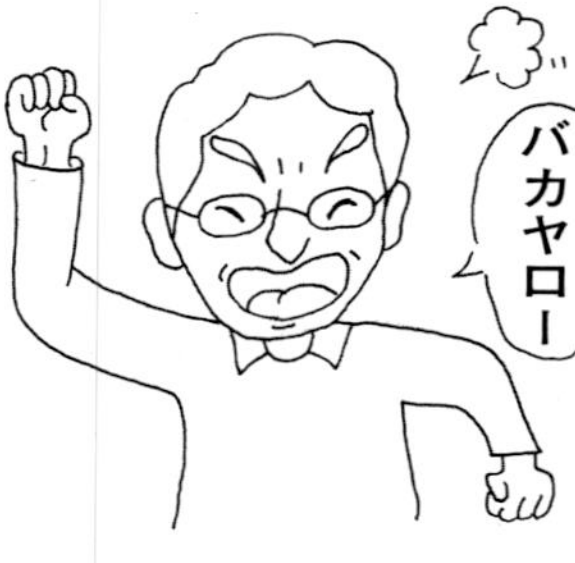

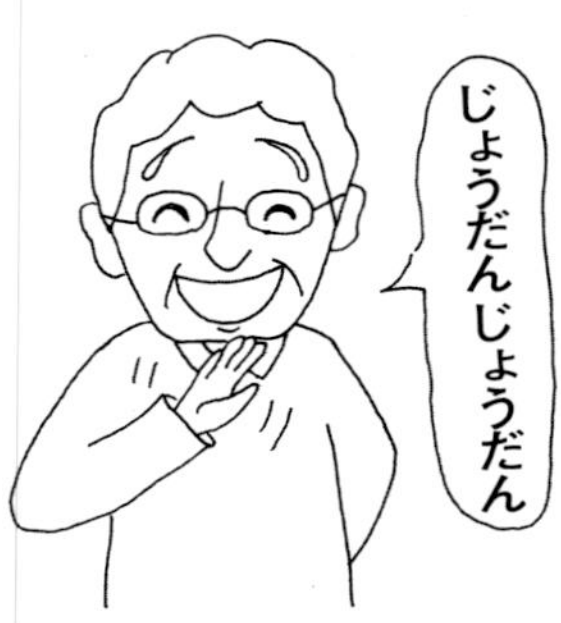

冗談で済みます。

⑯頭のチャンネルを変える

テレビで嫌な番組だと、チャンネルを変えるでしょう。悩みが浮かんで来たら、テレビではなく、頭のチャンネルを変え、別のことを考えるのです。できないと思いますか？ではもし、私があなたの耳を引っ張って、拉致しようとしたら、当然抵抗しますよね。それと同じで、頭が拉致されているのです。これに抵抗するのは当然で、できるはずですよ。

⑰三猿「心を穏やかにする」ものしか、「見ない」「聞かない」「言わない」

若いうちはいろんな人生を知ることは重要でしょうが、大人になってからは、好きなものだけを見聞きするように徹底してください。

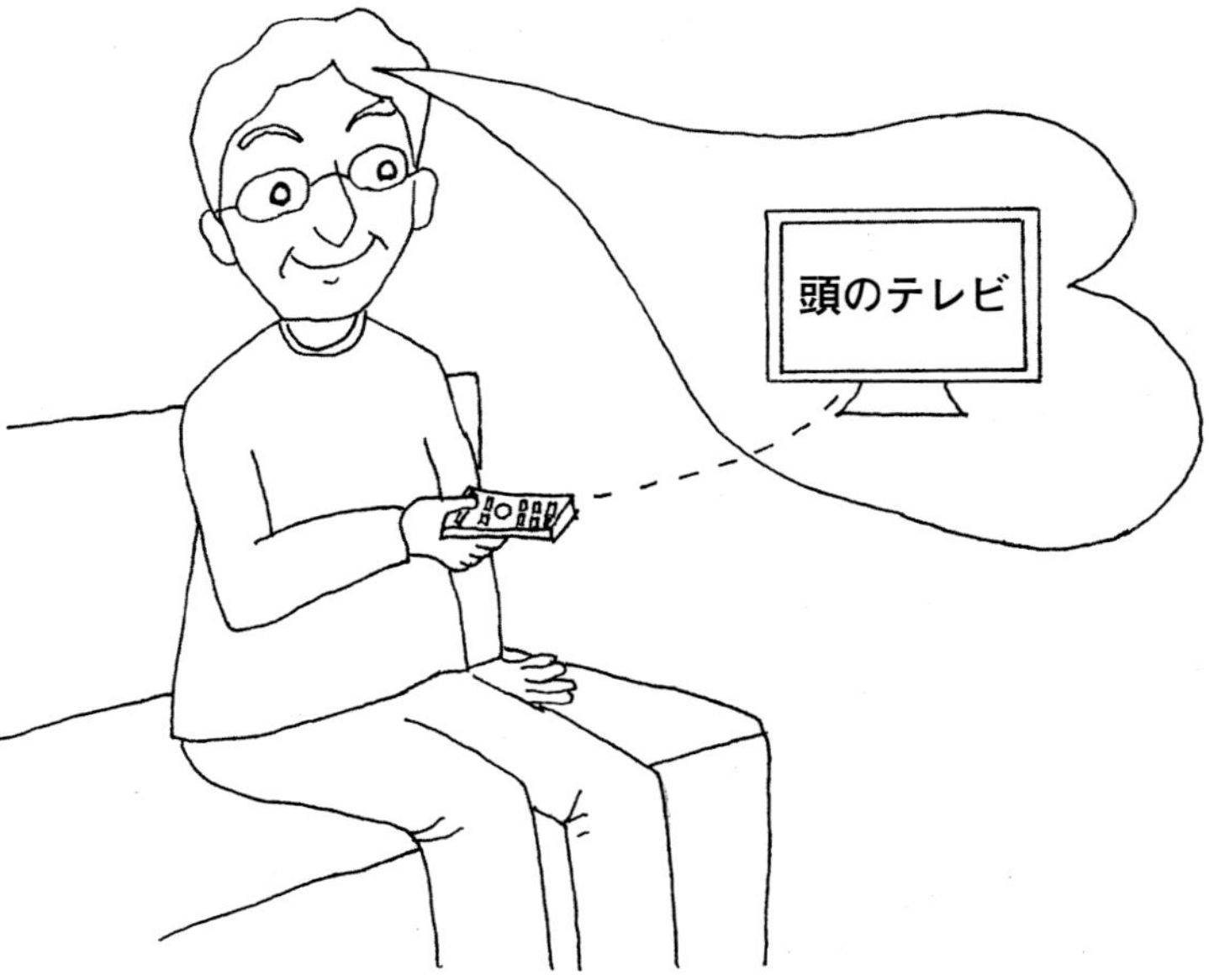

私は心地よい、気が落ち着く小説、テレビ、音楽しか、見たり聴いたりしません。いくら優秀作品でも、自殺した人や心中した人の小説は読まないようにしています。例えば、太宰治はお金持ちの坊ちゃん、モテ男、三回の自殺未遂、四回目で入水自殺した人ですよ。『人間失格』など、一ページから気分が暗くなり、心が重く感じたことを記憶しています。でも、太宰の『走れメロス』を読んだときは涙がこぼれて来ました。太宰治は感性が豊かなのでしょう。ともかく暗い作品は避けましょう。

歌には心を慰め、元気にする力があります。みなさんも好きな歌を口ずさみ、心だけは明るくゆとりも持たせてあげましょう。心がすさんでいると、心の窓ガラスが曇り周りが見えなくなってしまい、正しくものを見られなくなります。

⑱胸に刻まれた大変なことでも自分の名前のように忘れる。

『忘れる』とは、いうなれば嫌なことであっても自分の名前のようにしてしまうことです。入眠時に、わざわざ自分の名前を思い出す人はいないでしょう。自分の名前を「忘れよう、忘れよう」とする人もいないでしょう。どんな嫌なことでも、そのことが自分の名前のように無意識になれた時、本当に忘れたということになるのです。

つまり、常時悩んではいけないという事です。例えば、多額の借金があったとしても、借金のことは、引き出しに仕舞い込み、鍵をかけることです。銀行員が来た時だけ、引き出しを開け、思い出せばいいのです。

⑲眠れない時はくだらない楽しいことを考える。

ストレスがあると**不眠**になり、不眠はさらにうつ状態を悪化させます。眠ろうと思えば思うほど眉間にしわが入り眠れなくなります。そのまま朝を迎えても良いような楽しくてくだらないことを考えましょう。羊が一匹と数えていても楽しくありません。車が好きな人はこれまで乗ったことがある車種とその車の思い出を、スイーツが好きな人はこれまで食べたスイーツの種類やお店を思い出すのです。私は発明が好きなので新しい研究を考えています。そのとき大切なことがあります。眉間に皺を寄せて考えこんではいけないということです。聖母マリアの顔でおこないましょう。

これまで述べてきたうつ状態の回避方法をおこなっても改善がない場合、専門病院を受診することに躊躇してはいけません。最近の抗うつ剤は身体にやさしく良く効きますし、現代の精神科の病院は明るくなり、昔のような暗いイメージはまったくありません。

三、生涯現役

〈三―一、年齢に応じた仕事（趣味）をもつ〉

今の趣味以外に、四十歳代の人は六十歳代でも出来ることを、七十歳代の人は九十歳になっても出来る趣味を持ちましょう。

百歳を過ぎても現役の医師であり講演で全国を飛び回っているドクターもいました。それから八十歳でエベレストに登頂した三浦雄一郎さん、彼のお父さんで百歳プロスキーヤーの三浦敬三さん、彼らのように生涯現役でいたいものです。でも、そのまま真似をしないでください。三浦雄一郎さんはとてもすごいと思いますが、普通とはかけ離れた超人です。彼はエベレストに登るために、心臓の手術を二回受けています。

いくつになっても現役でいようという気持ちがあれば十分です。無理をしてはいけません。百歳になっても元気な人は眩しく見えますが、羨む必要はありません。どんな元気な人も、自然の摂理に従い、みなさん、いつかは病気（老衰を含む）になり亡くなるのです。

膝や腰の痛いのを、医師から歳のせいと言われて憤慨している八十歳のおばあちゃんがいます。誤診ならば怒って当たり前ですが、そうでないならば、むしろ喜び、適度な軽い運動をしていくしかありません。腰に癌ができていますと言われるよりはよっぽどましだと思いましょう。

腰や膝を八十年間も酷使して順調に年をとっているのです。考えてみれば、六十歳代で亡くなった方は老化すら経験してないのです。長い間自分を支えてくれた身体をねぎらい、付き合っていきましょう。

自営業の方は、周りから嫌がられても仕事場に毎日出ましょう。サラリーマンの方もこれまでのノウハウを生かし、週に三日だけでも仕事をされてはどうでしょうか。仕事でなくても、趣味でよいのです。普通でよいのです。グランドゴルフ、ハーモニカなどの楽器、ダンス、カラオケ、将棋、囲碁、マージャン、生け花、お茶、英会話など何でもよいのです。

一流の医学誌 New England Journal of Medicine に認知症における趣味の効果が発表されました。それによると、趣味を持つことで認知症になりにくくなります。

認知症になる確率は、社交ダンス［〇・二四倍］（ほぼ四分の一）、チェスなどのゲーム［〇・二六倍］、音楽演奏［〇・三一倍］、読書［〇・六五倍］、ウォーキング［〇・六七倍］（ほぼ三分の二）、水泳［〇・

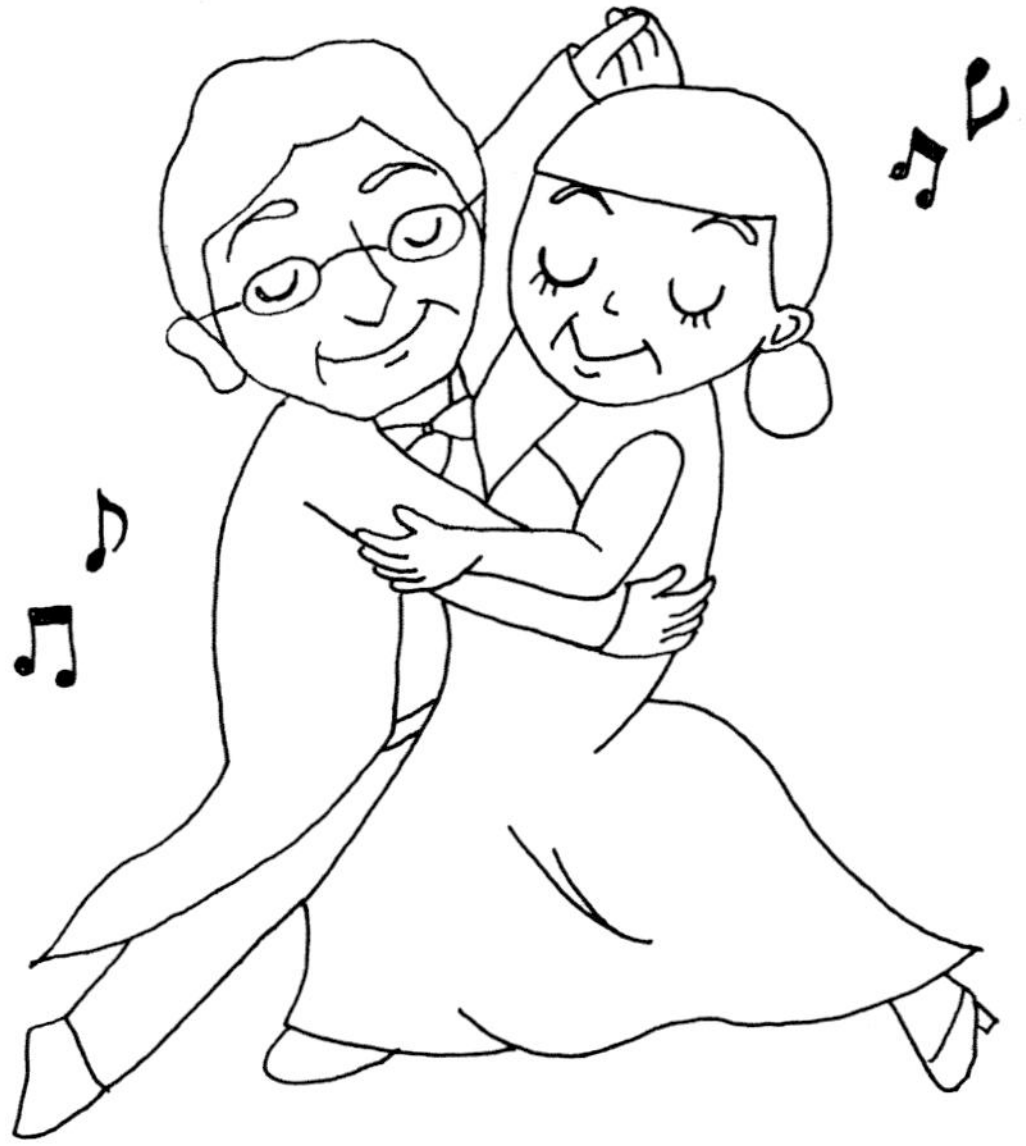

七一倍」と、大幅に軽減される結果になりました。今回の調査では社交ダンスが一位でした。相手の目を見て、相手を気遣い、姿勢良く立ち、ステップを相手に合わせて行い、常時スキンシップを得られることが、認知症の予防ないし改善に大きく貢献していると思われます。その他、読み聞かせも、聞き手の状況を見ながら、アウトプットするという意味では最高でしょう。

趣味が思いつかない人は大型の書店の趣味のコーナーをめぐって見つけるという方法があります。先の事は考えずに、今やってみたいと思う新しい趣味にチャレンジしましょう。何十年もまじめに生きてきたのです。これまで得た人生の知恵を趣味に生かしましょう。未来のことは誰にもわかりません。私もこの本を書き終えたらコロッと逝くかもしれません。今が大丈夫なら、今を明るく元気にしっかり生きていきましょう。

ただ無理してはだめです。マスコミで健康に良いと紹介されたものに飛び付いたものの、無理をして腰や膝を痛めた場合、一生何にも手を出さなくなることになるからです。弓矢も弦が張りすぎると飛びませんし、車のハンドルも遊びがないと危険です。公民館の後かたづけなどで、共同作業に携わるときでも、決して無理をしてはいけません。腰や膝を痛め、かえって大きな迷惑をかけてしまいかねません。年配になると、毎日が日曜で、自分の健康のことばかり気にしている方が見られます。たとえば一日何回も血圧を計ることだけが日課で、その値に一喜一憂し、不安神経症になっているのです。若いときは、自分の血圧を気にする余裕なんかなかったと思います。支障がない程度の血圧の変動ならば、不安神経症の治療は簡単です。血圧測定をやめることです。そういう方には、例えば、室内犬を飼うことがお勧めです。

〈三―二、目標の実現のために障害と競走〉

高齢者になると多くの病気にかかっている方が多いです。そのため、やりたいことをはじめからあきらめている方が見られます。

やりたいことの中から、今の段階で出来そうなことを探して、実現すると決めましょう。過去からは年を取ったかも知れませんが、どうせ過去には戻れません。未来を見れば、今が一番若いのです。

その場合、皆さんがやりたいことと病気の競走だという意識をもつことでしょう。勝負です。病気が勝ち、やりたいことが出来ないこともあるでしょう。きっと、やりたいことが勝ちますよ。先のことは誰もわかりません。出来る範囲で、実現に向かって病気と競走しましょう。

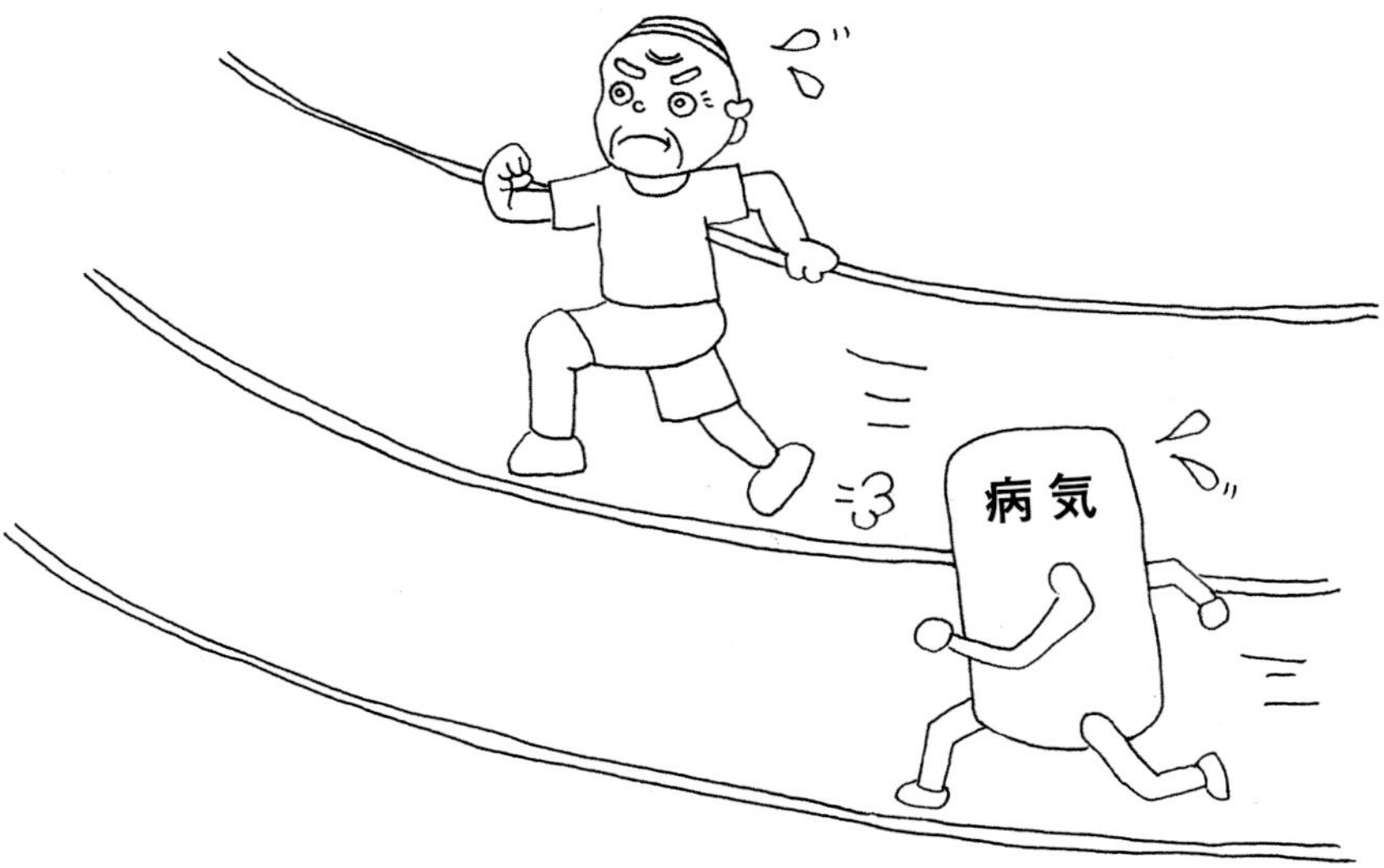

四、苦しい時こそ心からの笑顔

笑いは、うつ状態を吹き飛ばします。健康を増進させ、認知症を予防します。「笑う門には福来たる」とはうまく言ったものです。まさにその通りなのです。吉本新喜劇を見る前と見た後に採血し、ＮＫ細胞の活性化を調べたところ、お笑いを見た後は、ＮＫ細胞の活性化が高まっていました。ＮＫ細胞の活性が高まると、風邪もひかないし、癌や認知症にもならないのです。だから、「笑い」を医療に取り入れることが多いのです。一日二回は笑いころげましょう。

生きていれば、胸が張り裂けるほど悲しいこともあるでしょう。でも、そんなとき「どうして自分に限って、なんて不幸なんだ。なんて運が悪いんだ」とばかり考えていたら、うつ状態になり、夜になっても眠れなくなってしまいます。そんな気分から抜け出すために、微笑みの笑顔を作って安らかに眠るよう心がけてみてください。

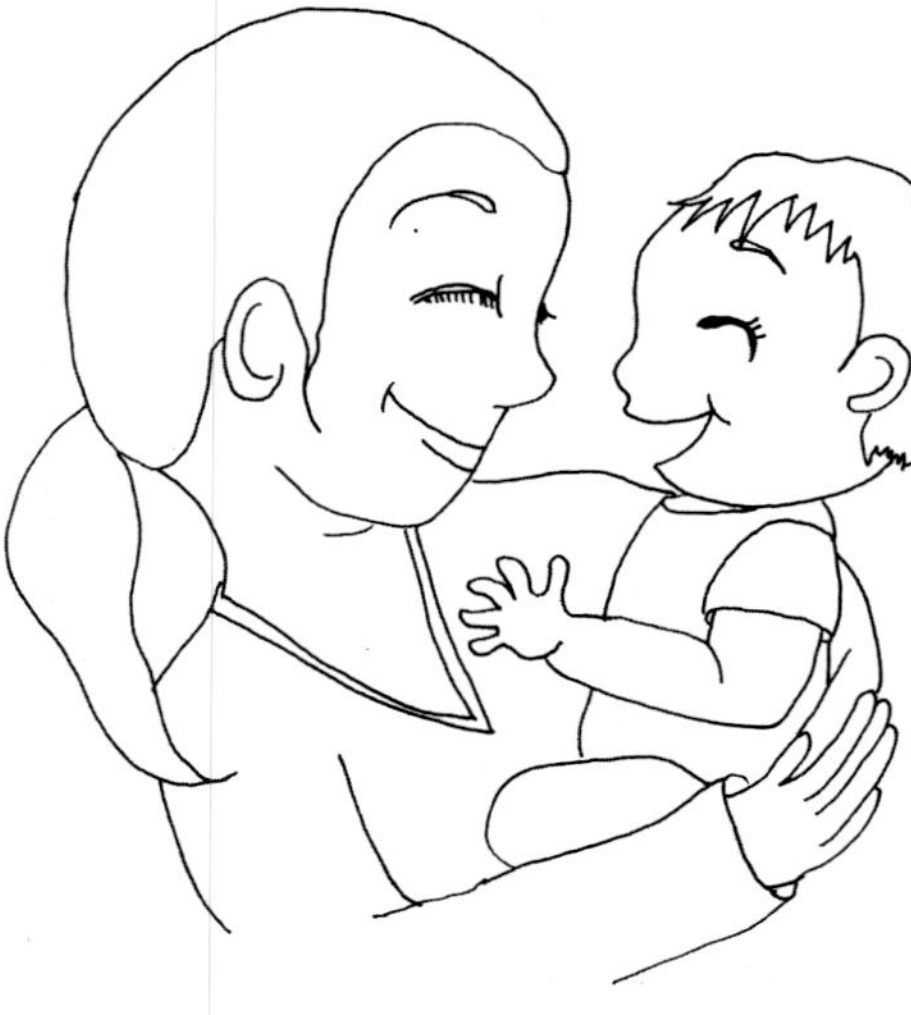

鏡の法則

微笑みの笑顔は、たとえば赤ちゃんを見たとき、心から自然に微笑みがわいてくるでしょう。あの感じをイメージしていただくと良いと思います。眠れない時は好きな人、好きなお菓子、好きな料理などを思い出しながら、微笑みの笑顔を百回作ってみてください。九十九回目には眠っていることでしょう。

嫌な夢を見る人は、常時、心の中で嫌な思いを抱き「笑い」を忘れているからなのです。私も辛いときに嫌な夢を見たことがあります。……深夜なのに月明りで木々が薄く見える。その中に、黒く動く影、人だ。彼の手には拳銃が映った、その男が、ドアをこじ開けようとしている。私は壁にへばりつき、体は硬直し、口も手足も金縛りにあったようになり、身動きできません。やっと裏口から逃げようとしたら、ドーベルマンに襲われ、腕にかみつかれ、私は、「うをー」と大声で叫んで、左手で物をつかみ右手に噛みついたドーベルマンを殴りました。「あいたたー、何するのよ！」ハッと夢から覚めました。私は横で寝ている妻を殴ってしまったのでした。叩いたのが彼女のお尻で、しかも手にしたのが低反発まくらだからよかったのですが、やるせない気持ちがしたものです。

そういう悪夢にうなされるような事態を避けるためにも、寝る時は、どんな嫌なことがあった一日でも、清らかな心で、微笑みの笑顔を作り、鏡におやすみのバイバイをして、床に入ってください。今の自分に感謝し、眠りにつくようにしてください。

毎日、毎日、毎日、嫌なことが起きるならば、日中は少し違うことをしてみると好転することがあります。嫌なことがあるたびに喫茶店でスイーツを食べたり、お茶やコーヒーを飲んだり、洗車したりバッティングセンターやゴルフの打ちっぱなしに行ってみてはどうでしょうか。

筋ジストロフィーの患者さんたちで構成した「ガオバンド」が注目を浴び、何回かコンサートが開かれました。彼らには笑顔が見られました。あと一年ぐらいしかドラムをたたけないだろうに、あと数年の命なのに、なぜ笑顔でいられるのだろうか?。彼らと話していて、疑問が解けました。ふさぎ込んでいると病状が悪くなることを彼らは体感しているからでした。笑顔は、生きる決意とともにあったのです。

患者さんの笑いと介護者の笑いは異なります。患者さんはどんな笑いもよいでしょうが、介護者の最高の笑いは聖母マリアや慈母観音の微笑みでしょう。相手の身になって考えれば、患者さんを茶化すような笑い方はできないはずです。想像力を働かせることができることも、医療・福祉従事者、介護者の資質です。

パーキンソン病のおばあちゃんが前かがみで、両手を後ろに伸ばし、両手を振わせて歩いていました。看護師さんが「アヒルさんみたい、かわいい」とくすくす笑っていました。患者さんは決して笑いませんでした。脳卒中で半身不髄の人が動く足の靴底に千円札を入れていました。「頭いい」と看護師さんが大笑いしていました。患者さんは笑いませんでした。

二つのエピソードのどちらも、一人が笑うとつられて相手も笑うという、いわゆる「鏡の法則」は働いていません。医療・福祉従事者、介護者の笑いは患者さんを包んであげる笑顔だと思います。すると笑顔が返って来ます。これは。おかあさんと赤ちゃんの関係と同じです。これが「鏡の法則」なのです。

五、睡眠

〈五―一、短時間の昼寝の勧め〉

現代人は、睡眠不足になりがちです。そんなときには昼寝をしましょう。人間は朝起きてから八時間後に眠くなります。学生時代、午後の授業が眠くてしかたなかったのも道理です。それを我慢しているとストレスになり、認知機能を低下させるのです。久留米の有名な進学高校でも生徒に十五分の昼寝を推奨しています。私も仕事の合間に五分だけでも昼寝ができた時はその後爽快に仕事ができます。守っていただきたい、正しい眠り方があります。昼寝では三十分以上眠らないことです。三十分以

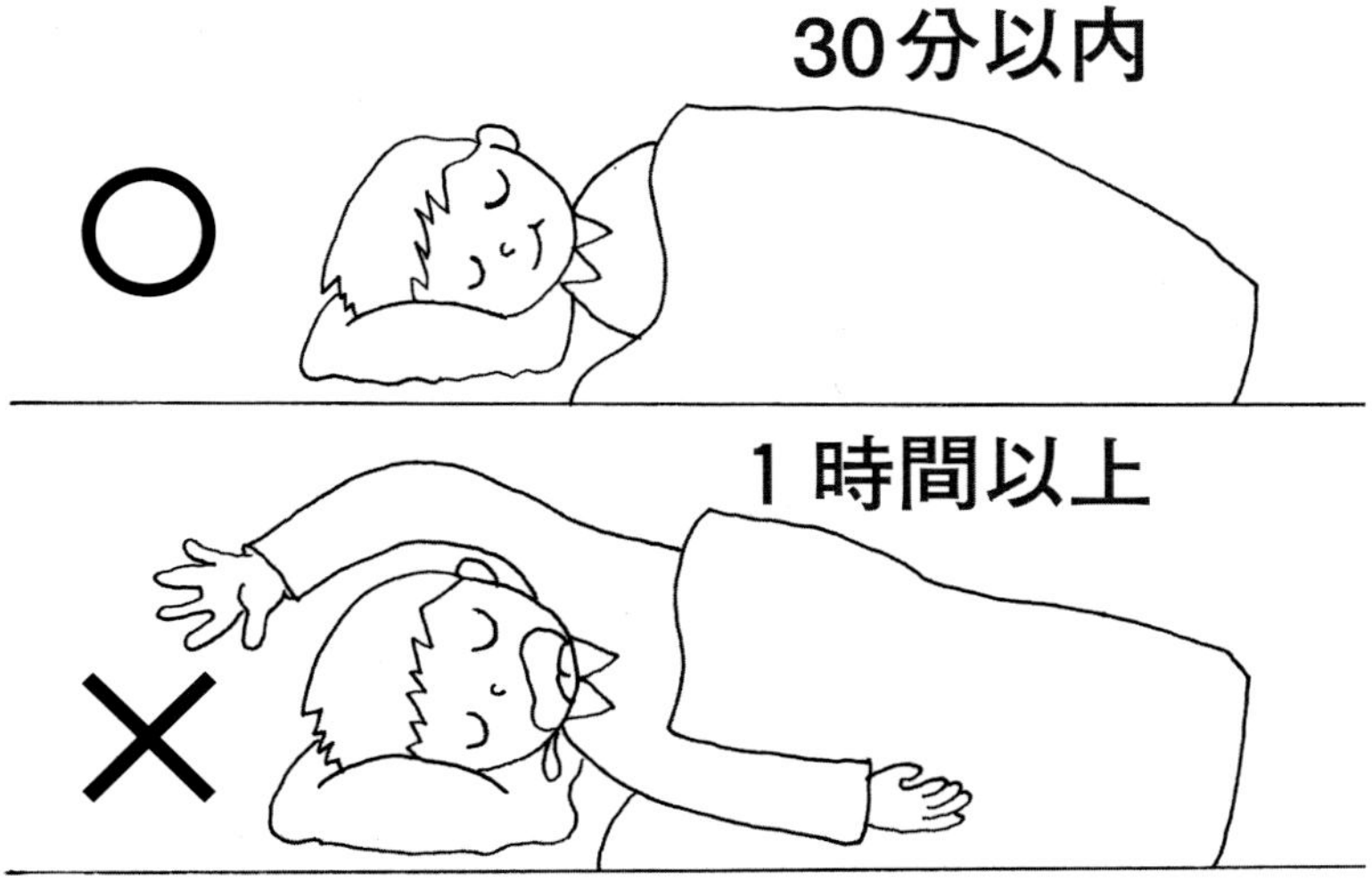

内の昼寝をする人は、認知症になる確率が五分の一減り、昼寝を一時間以上する人は逆に認知症になる確率が二倍高くなります。だから昼寝は一時間以上は絶対してはいけません。

眠りが深くなった段階で起きると、眠気が残り、ボーッとすることになります。深い睡眠に陥る時間には個人差がありますが、入眠三十分までは、眠りはまだ浅く、六十分を越えると、ほとんどの人が深い眠りの状態になります。人はふつう、この浅い眠りと深い眠りを一晩に五回ほど繰り返します。深い眠りの状態から覚醒すると、スッキリ目覚められません。これを昼寝でやってしまうと、認知症のリスクが高まる上に、夜、眠れなくなり、それで、昼寝を長時間してしまう悪循環に陥ることになるのです。

くれぐれも昼寝は三十分以内に。

〈五—二、良質な睡眠をとり、睡眠不足にならない〉

睡眠は脳が休息するための大切な時間であると信じて

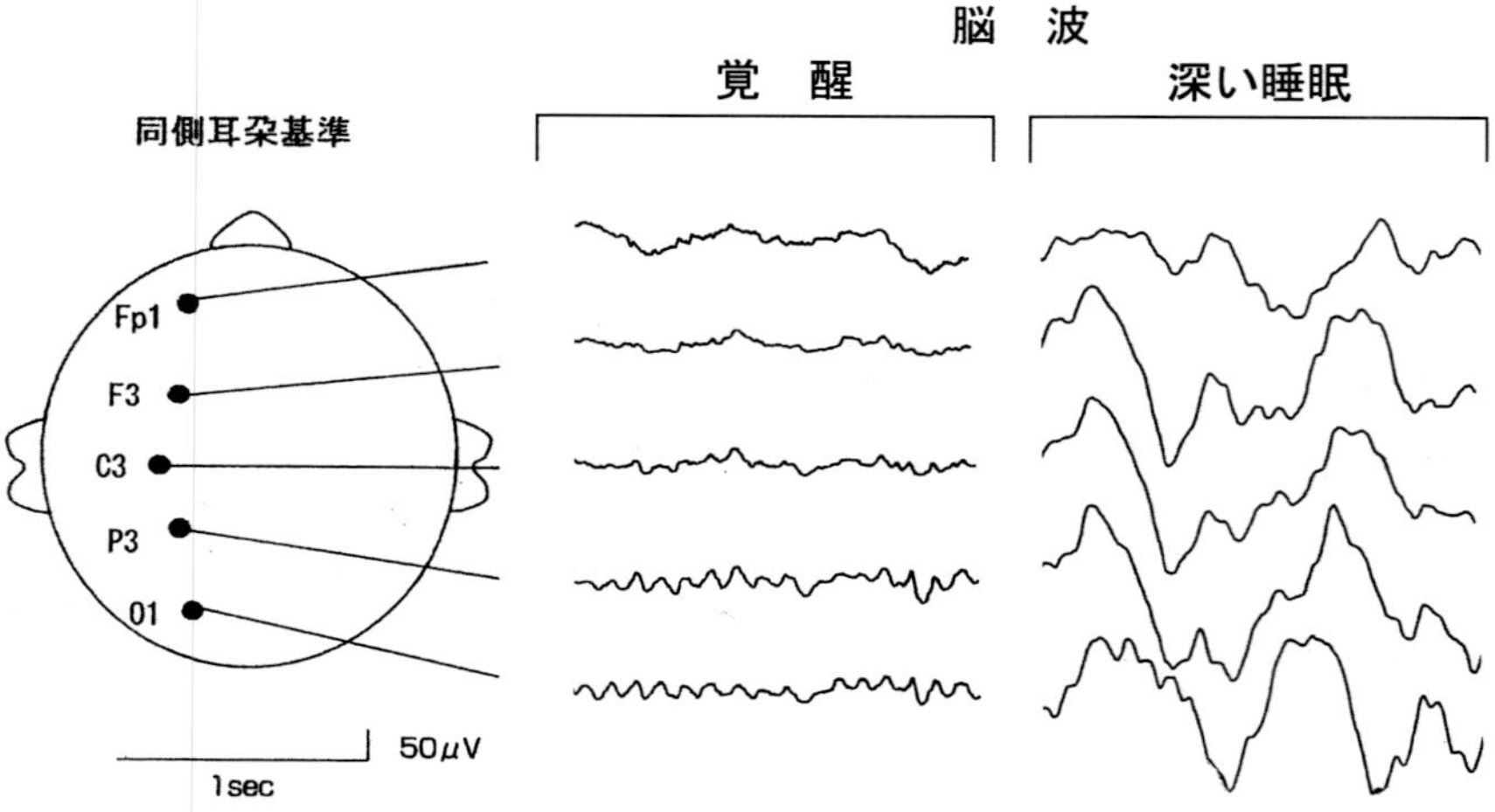

いる脳科学者が多く見られます。脳波の専門家である私からすると、間違いです。睡眠中、脳は休息しているどころか活発に活動しています。図で、覚醒しているときと睡眠が深くなったときの脳波を比較して下さい。睡眠中は覚醒時よりも大きな波が見られます。つまり、睡眠中の方が数倍大きな電気活動がおこなわれているのです。では何をしているのでしょう。睡眠によって、脳神経細胞やシナプス（神経細胞どうしの結合部）を修復し、常に新しい状態を維持し、記憶に関しては定着させようとしているのでしょう。睡眠中、脳では、修理と整理整頓がせっせと行なわれているのです。だから睡眠は、とても大事なのです。

さらに睡眠不足は、認知症のリスクが深まる生活習慣病につながります。

六、生活習慣病の是正は非常に大切

高血圧・コレステロール・糖尿病などがあると、脳梗塞になりやすく、これらの改善は、脳血管性認知症を予防するばかりか、アルツハイマー型認知症の予防効果があります。認知症の予備軍の人が脳梗塞を来たすと、アルツハイマー型認知症を発症する傾向が多く見られるからです。「高血圧の薬はいったん飲み始めると一生飲まないといけない」という俗説を信じ込み、薬を飲もうとしない人がいます。血圧が高いと、血管に強い圧力が常時かかり、やがて動脈硬化が進み血管が死に、閉塞して梗塞を起こすか、血管が破れて出血を起こすかのどちらかになります。

つまり、血圧の薬を飲まないということは、いつ足を滑らせるかわからない濁流の側を歩いているようなものと思ってください。薬を飲めば、小高い広い道を歩くことが出来、薬を止めると、また濁流の側を歩くことになります。高血圧の人は一般に元気もりもりです。ですが、それは脳卒中などが起きるまでのことです。

病院にあまり行きたくない人は三ヵ月分の処方をしてもらい、自宅で二週間に一度程度、血圧を測ることです。費用が気になる方は、同じ薬で同等と言われているジェネリック医薬品を処方してもらってもいいでしょう。なお、人間の体質は変わりますので、退職したり、高齢者になって血圧が正常になり、薬を中止した方も多く見られます。降圧剤の処方は、終身服薬の宣告ではないのです。高血圧は壮年期・中年期の方は絶対に是正しなければなりません。しかし、高齢者になると、低血圧よりも少々血圧が高いほうが認知症になりにくいという報告があるので、降圧しすぎないように注意が必要です。同様に、糖尿病、高脂血症についてもとくに中年期の管理が重要です。

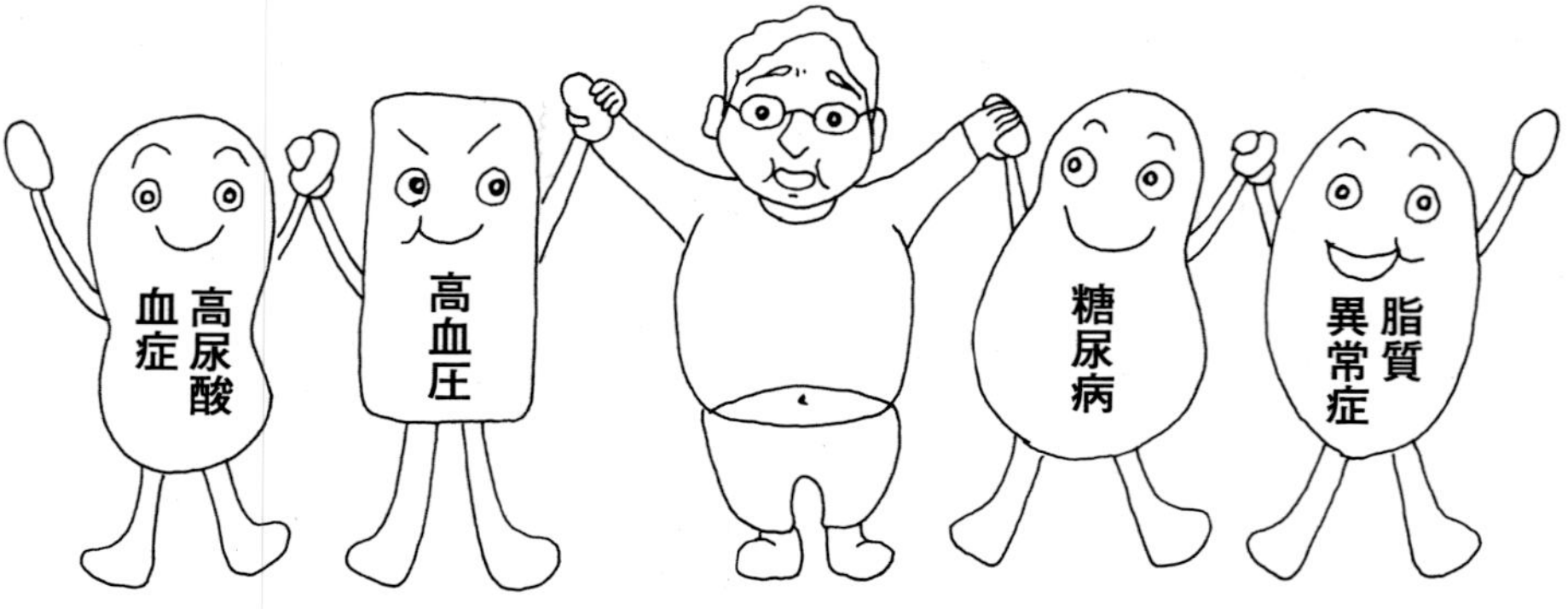

七、塩分控えめ、苦い葉野菜や魚を良く噛んで食べ、腹八分

アルツハイマー型認知症を予防する食事は、緩やかな菜食主義をとり、できるだけ加工食品ではなく、自然食品をとることがお勧めです。抗酸化作用のあるポリフェノールに認知症を予防する効果が示されています。ほとんどの野菜や果実に含まれていますので、季節のものや地元野菜で新鮮なものを選んで下さい。深緑から色とりどりの野菜と植物性蛋白をメインディッシュにしましょう。ポリフェノールは肉や魚にはほとんど含まれていませんが、魚もいただきましょう。なぜかというと、魚には脳の血液をさらさらにするＥＰＡや認知症に良いと言われているＤＨＡを含んでいるからです。

しかし、海水が汚染されてきています。先日、私の親指についた青いインクがお風呂の中でスーとお湯に溶けて吸い込まれ、お湯は綺麗なままでした。怖いものを感じました。海が汚れて

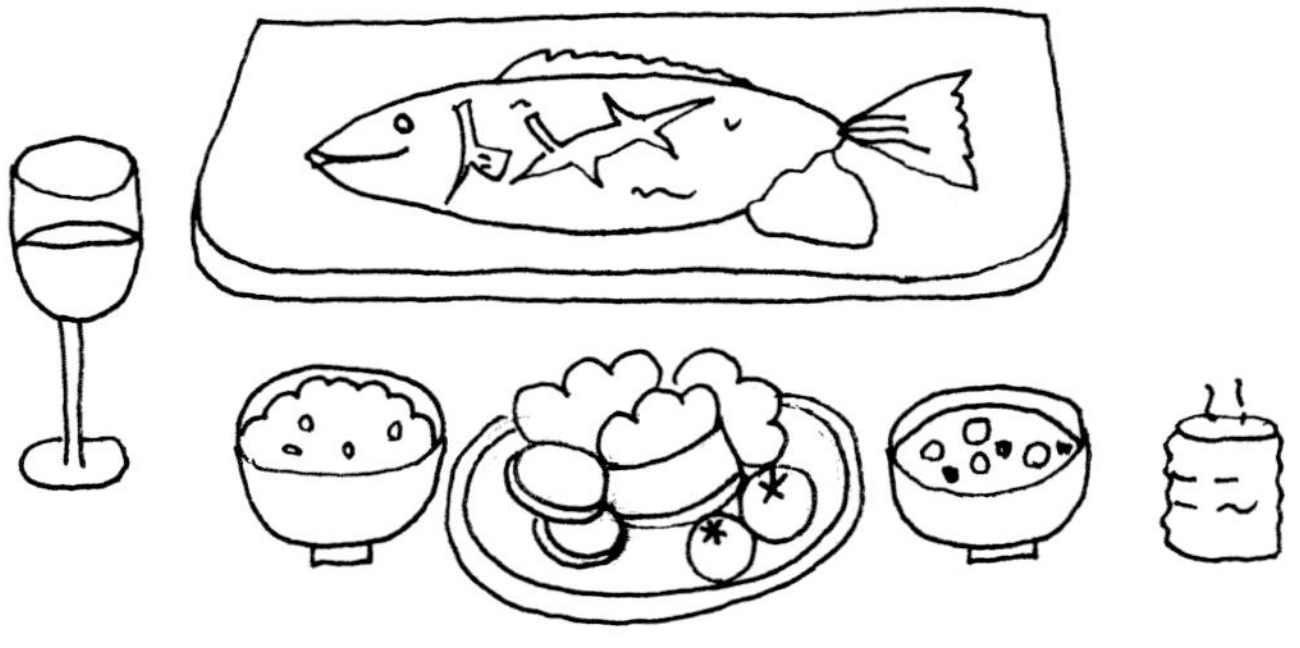

見えるときはすでに相当汚れていると実感したからです。汚染は人的被害です。人間は海から造られていると言われているのに、母なる海を汚すとは極めて愚かです。

また、週に数回は肉をとっても良いです。肉にはセロトニンが含まれ、気持ちを穏やかにしてくれるからです。

お勧めの野菜・果物などには、アブラナ科の野菜（ケール、ブロッコリー、カリフラワー、ラディッシュ、キャベツ類、カブ、ルッコラ、チンゲイサイ、大根、ワサビなど）、アボカド、ニンニク、ショウガ、レモンがあります。また、海草、オリーブオイルなども積極的に摂りましょう。穀物は、全粒小麦、玄米、雑穀など、未精製のものが良いです。

避けるべきものは、甘いもの、フライドポテト、フライドチキン、チーズバーガー、ソフトドリンク、トロピカルフルーツ、動物性の脂（バター、チーズ、赤身の肉、ベーコン、ハムなど）、精製（加工）された白米・白パン・小麦粉などです。特に、トランス脂肪酸などは取らないようにしてください。ショートニングなどもトランス脂肪酸です。

飲みものは、緑茶がお勧めで、アルコールなら赤ワインです。白ワインでもよいのですが、赤ワインにはポリフェノールを多く含んだブドウの皮が含まれているのです。「酒は百薬の長」ですが、飲みすぎると脳に障害が起こり、認知症を助長します。ほろ酔いに留めましょう。百歳になっても楽しめる量がお勧めです。酒がだめな人は、ブドウジュースでも効果があります。

調理方法として、煮る、蒸すは良く、ゆでたり、揚げたりする料理法は栄養成分が減少します。

認知症の予防には地中海食が勧められています。地中海食には、野菜、果物、豆類、穀類、魚が豊富で、オリーブオイルを使用し、同時に赤ワインをたしなむからでしょう。また、日本食も推奨されています。

加齢とともに、食べたものの栄養素が吸収されるパーセンテージがどんどん低くなって行きます。青年男子は三十パーセントに下がり、四十代以降は、もっと吸収率が悪くなりますので、バランス良く満遍なくいただくことが必要です。便秘の方は、まず便秘を改善することをお勧めします。腸内環境の善玉菌は、食物繊維と発酵食品が大好物ですので、納豆などの発酵食品の入っている日本食メニューは、ぜひ一週間に何度か取り入れてみてください。

ただし、これらはあくまでターゲットを一つに絞った疫学調査の結果であります。食事と認知症には他の要因が複雑に関与しています。コーヒーにしても健康に良いか、悪いかは両方の報告があります。結論は、余りこだわりすぎず、この章で述べてきたことを参考にし、健康に良いと昔から言われているものを、満遍なく腹八分にいただくことです。

八、中年期の肥満防止

食事については、前の項目七を参照して下さい。

誰でも健康長寿遺伝子を持っています。これは飢餓遺伝子とも呼ばれているように、肥満では活動しません。サルの場合でも太っていると、長生きしないそうです。やせてるほうが食事量を制限し長生きするそうです。軽いケトーシスの状態です。この状態が、認知機能に最適であり、神経細胞やシナプスを支える脳由来神経栄養因子の産生を増やします。飢餓遺伝子を活性化させるためには、夜の最後の食事から就寝するまで三時間は何も食べないこと、さらに夜の最後の食事から朝食まで十二時間も何も食べないことだそうです。ただし、高齢者の場合は多少太っていても良いと報告されています。その他、次に述べるような適度の運動が必要です。

九、手足の運動、とくに比較的早いリズミカルな運動がよい。

運動では、足腰を鍛える有酸素運動が良いと

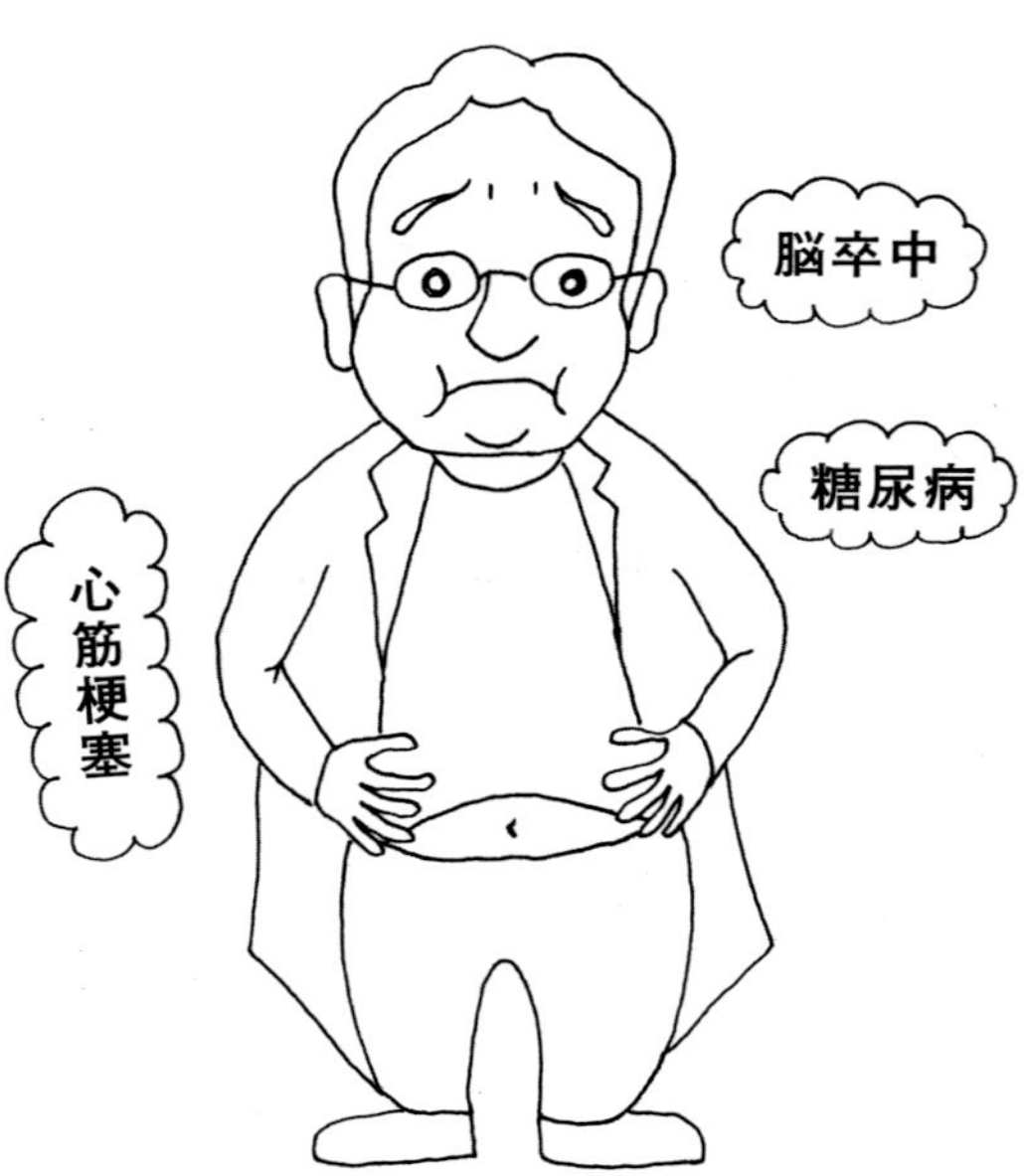

言われています。有酸素運動とは、普通に呼吸をしながらの運動です。息をこらえて、バーベルを挙げる運動は無酸素運動といい、認知症によくありません。歩くのが早い人は認知症になりにくいと言われています。認知症になると歩く速度が遅くなります。早歩きのように律動的な運動です。ジョギング、水泳（水中歩行を含む）を毎日三十分間行うと「幸せホルモン」と呼ばれているセロトニンが増えます。

その他、太陽の光に当たる、ガムを噛む、歌を歌うことでも、セロトニンは増えます。特に「スキップ」が最高です。「スキップ」しながら悩んでいる人は見たことがありません。逆にだらだら歩いていてはダメです。悩み事で頭がいっぱいになります。激しい運動や肉体労働も逆効果です。また、手を使う作業も有効です。ピアノなど手指を使う人は認知症になりにくいと

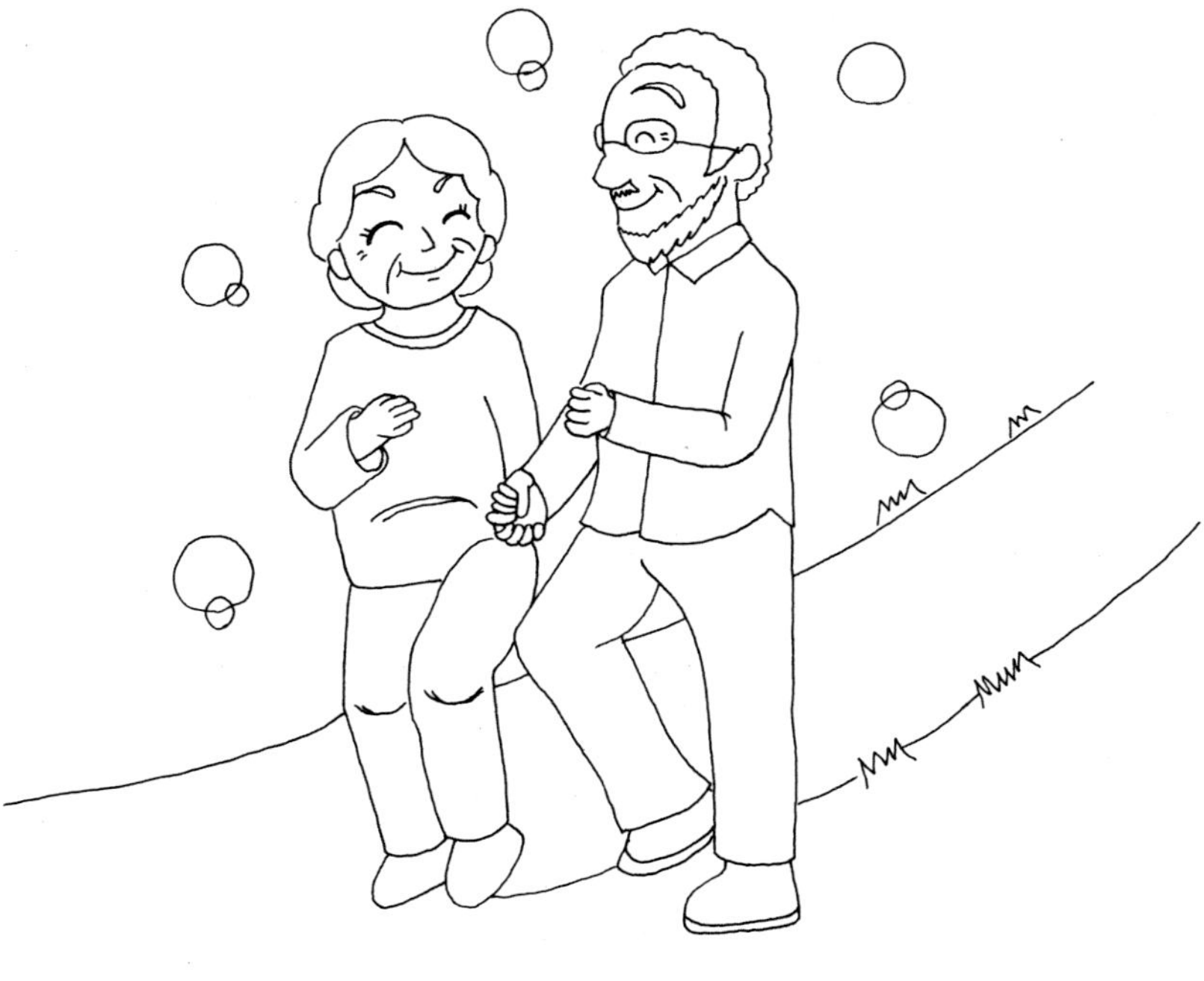

言われています。手の動きに関係する脳の領域は大きく、手を使うことは脳の刺激によいと言えます。

以前、神経細胞が増えることはないと言われてきましたが、最近の研究では、マウスを回し車やトンネルのあるのびのびした広い環境で育てると、運動しないマウスと比べて、神経細胞の分化や生存に必要な栄養ホルモンが多く分泌され、なんと神経細胞が増えることが分かって来ています。

運動はきわめて重要ですが、もう一つ重要なことがあります。立つことです。現代は椅子に座ることが多くなりました。立つ事の重要性を説いている前述のユマニチュードでも述べましたように、座ってばかりいると、認知機能に悪いと言われています。私の場合も、朝から夕方まで座りきり、夜はカルテの整理と医学の勉強をしています。しないとすぐに時代遅れになる世界です。さらに、今はこの本の執筆をしています。だから起きている時の九割方は座っています。ただ、医師というのは、毎日の勉強で入力し、患者さんごとに頭をフル回転させ診断、治療（出力）をおこなっています。また、執筆活動も入力と出力を兼ね備えていますので、今のところ認知機能には問題ありませんが、もし医者をやめ、することがなく、ボーっとしていたら確実に認知症になるでしょう。

十、家族がするべきこと、笑顔

高齢者になると赤ちゃん返りをすると言われています。お母さんの傍にいたら落ち着くのは、お母さんから安心感を得られるからだと思います。お母さんがいつも険しい顔をしてたり、情緒が不安定だと、子どもも不安定になります。お母さんが笑うと、子どもも笑ってくれます。これもいわゆる前述の「鏡の法則」です。もちろん、お母さんが微笑んでくれるためには家族、とくに夫の協力が必要です。

家族や周囲の方がおこなってほしい「家族の心得八項目」です。

一、間違ったことを言っても、怒らない
二、間違ったことを言っても、正さない
三、微笑みで接する
四、役割を与える
五、嘘も方便
六、一人で悩まない
七、家族関係、とくに夫婦関係を良好にする

八、話を聴いてあげる

大変とは思いますが、これ等をやってみてください。

予防法をまとめると、生涯現役で好奇心を持ち、魚や苦い葉っぱがついた野菜をとり、毎食後に緑茶を飲み、昼寝を二十分間して、日中、速歩の散歩をおこない、夕食後には赤ワインを一～二杯飲み、笑いの満ちた規則正しい喜楽な生活が一番です。それと家族の協力です。親は子どもが楽しそうにしているのを見て、笑みが浮かぶように、子どもは、おじいさん・おばあさんの喜んでいる姿を見るのが、嬉しいものです。中年以降を豊かに生き抜くためには、認知症になってはいけません。ここまでの十ヵ条を実践してください。そうすれば、楽しく天寿をまっとうできるはずです。

以上、「認知症の予防と進行防止法」について、私の医師としての体験とこれまでの研究結果を盛り込みながら紹介してきました。

Chapter 4 認知症の治療

一、アルツハイマー型認知症

第3章で予防できることを紹介しました。予防できるという事は早期ならば治療できることを意味します。さらに、私が提案した予防十ヵ条が示すように治療法も最低十個あるということになります。つまり、アルツハイマー型認知症の治療は、私が作成した認知症予防十ヵ条に照らし合わせ、自分に問題がある部分を修復し、笑顔に包まれながら、現在市販されている薬を上手に使っていくことでしょう。それはオーダーメイドで、それぞれの患者さんで治療アプローチは異なります。

現在、使われているアルツハイマー型認知症の薬は四つあります。

アルツハイマー型認知症の病態の一つに脳の中のアセチルコリンという神経伝達物質の低下があります。認知症の治療にはアセチルコリンを低下させないように、アセチルコリンを分解するアセチルコリンエステラーゼを阻害する薬（アセチルコリンエステラーゼ阻害剤）が使われます。左図で説明していますように、アセチルコリンエステラーゼ阻害剤は、姑息的な薬だとお分かりになると思います。

これらにはアリセプト（一般名：ドネペジル）、レミニール（ガランタミン）、リバスタッチパッチ（イクセロンパッチ、リバスティグミン）、の三つがあります。これらは作用メカニズムが同じで

◎正常な状態

情報は神経細胞より伸びる軸索から次の神経細胞にアセチルコリン（灰色の粒粒●）によって伝えられます。アセチルコリンエステラーゼは利用済みのアセチルコリン（灰色の粒粒）を分解します。

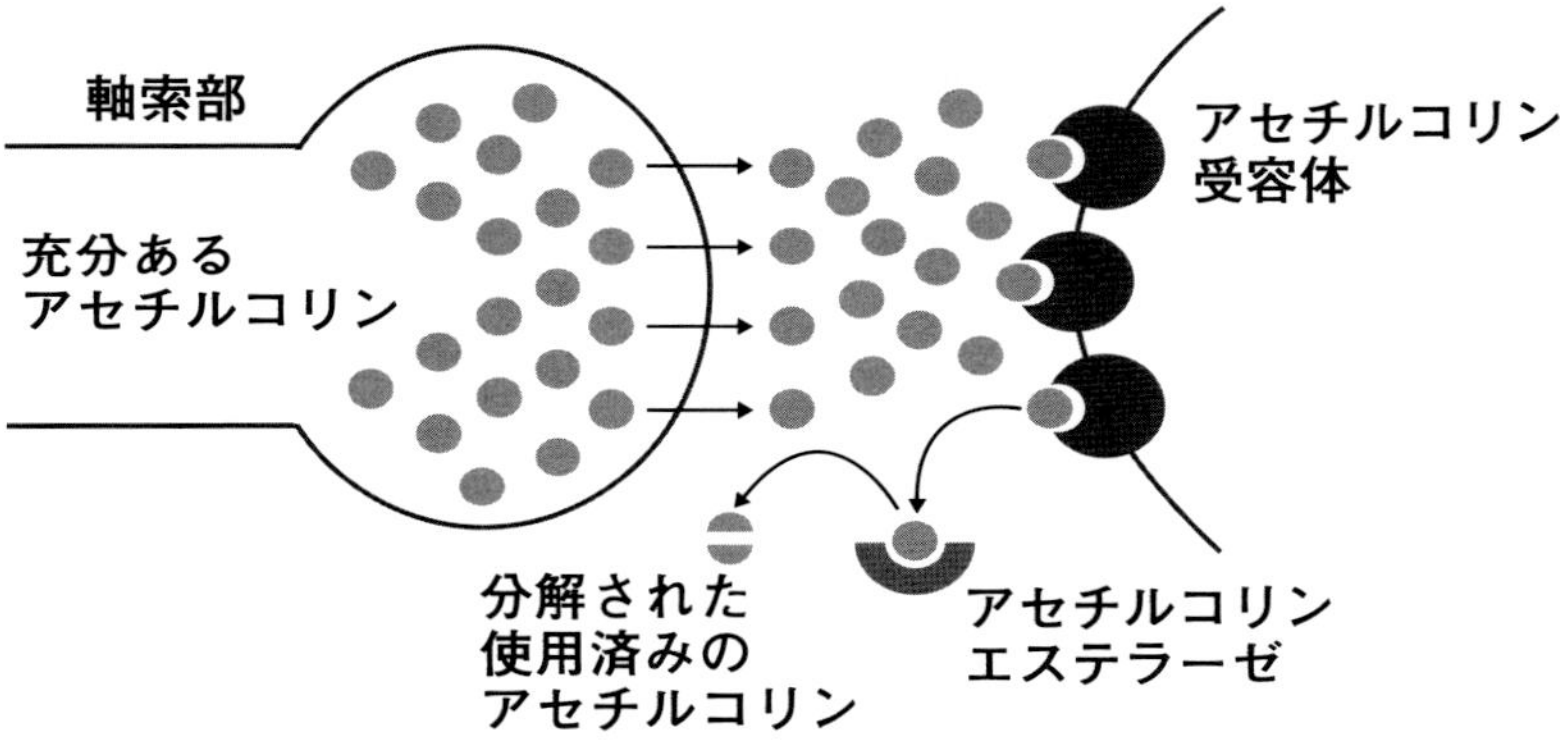

◎アルツハイマー型認知症

アセチルコリンエステラーゼ阻害剤は、アセチルコリン（灰色の粒粒●）が少なくなっていますので、アセチルコリンを分解するアセチルコリンエステラーゼをその薬で阻害し、少ないアセチルコリンが、さらに少なくならないようにしているのです。

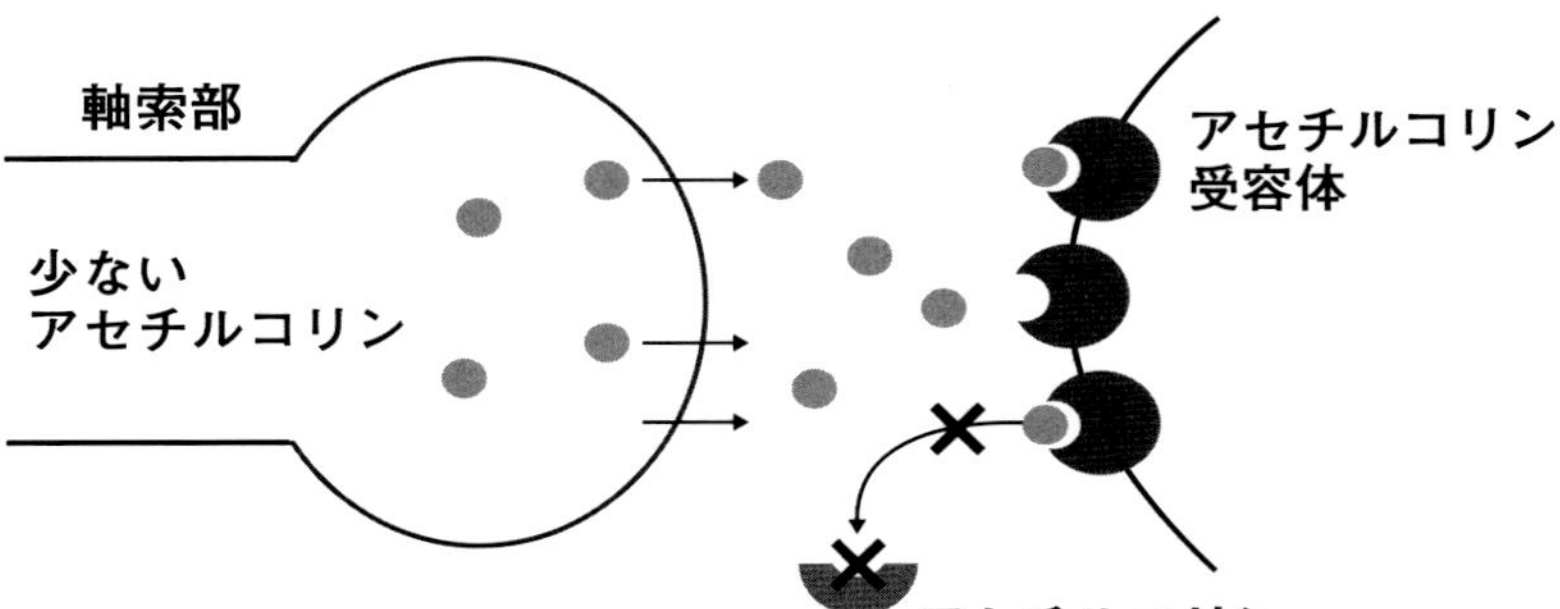

すから、併用は出来ません。

もう一つは作用メカニズムが異なるＮＭＤＡ受容体アンタゴニストのメマリー（メマンチン）です。中等度に進行した患者さんに、単独でも、アセチルコリエンステラーゼ阻害薬と併用しても使えます。

これらの薬の有効率は二〇〜四〇％しかありません。しかし、私の経験上の話ですが、認知症治療薬が発売された当初、これらの薬剤の投与によって、家族や本人から良くなりましたと感謝されることがありました。これらの薬では進行を予防するだけで、治ることはないと言われていたこともあり、わたしの誤診かと内心不安でしたが、その後も有効例に遭遇しました。つまり使い方次第で周辺症状を含め、よく効く例があるということです。厳しい新薬のテストをクリアした薬ですので、信用できます。但し、年配の患者さんが多いこともあり、薬の使い方が書いてある添付文書の記載より少量投与がお勧めです。さらに、増量は慎重にしなければなりません。むしろ周辺症状が悪化する副作用の可能性を常に念頭に置いておく必要があります。

その他、神経細胞外にたまるアミロイドβ蛋白に対するワクチンが開発されました。世界中からアルツハイマー型認知症がなくなると期待されましたが、連敗が続いたのです。ワクチンでアミロイドβ蛋白は一掃されたのですが、認知症は進行して行ったのです。しかし、抗アミロイド抗体を長期投与することによって、臨床症状の改善とアミロイドβ蛋白の沈着の減少がみられたという治験段階での報告があります。さらに、神経細胞内（おはぎの粒）にたまるタウ蛋白のワクチンが開発されています。最終結果が待ち遠しいです。

認知症の中で、家族を悩ますのは、物忘れなどの中核症状よりも、周辺（行動・心理）症状のことが多く、その薬物治療が重要です。アルツハイマー型認知症だけでなく、その他の認知症において、幻覚、妄想、焦燥など脳が興奮状態にある場合はリスパダール（リスペリドン）、エビリファイ（アリピプラゾール）、セロクエル（クエチアピン）などの非定型抗精神病薬の有効性が示され、また抑肝散、グラマリール（チアプリド）、レスリン（トラゾドン塩酸塩）なども有効なときがあります。不安に対してはワイパックス（ロラゼパム）、セディール（タンドスピクロンクエン酸塩）のほか、リスパダール、セロクエルも推奨されます。精神・身体的に抑制されたアパシーなどの状態には前述のアセチルコリンエステラーゼ阻害剤やＮＭＤＡ受容体が選択剤で、抗うつ剤の効果は認められていません。うつ症状にはＳＳＲＩやＳＮＲＩが有効です。不眠に対しては、効果強く、入眠が早く、朝の眠気が少ないマイスリー（ゾルピテム）、アモバン（ゾピクロン）、ルネスタ（エスゾピクロン）がよく使われていますが、健忘の副作用に注意が必要です。自然な睡眠周期を整えるロゼレム（ラメルテオン）、転倒や健忘などの副作用が少ないベルソムラ（スボレキサント）、幻覚・せん妄に伴う睡眠障害などに効果が期待できるテトラミド（ミアンセリン塩酸塩）やレスリン、リスパダールなどといった薬剤も使用されています。ベンゾジアゼピン系薬剤（デパス、ハルシオン、レンドルミンなど）は鎮静や転倒などの有害事象を起こしやすいというので推奨されていません。その他、認知症患者や高齢者のてんかんは意識障害だけでけいれんが起きないことが多く、変動する認知症と誤診されていましたが、実際のてんかんの発症率は小児以上に高く、認知症だと対照群に比較して六倍高くなります。アルツハイマー型は、非アルツハイマー型認知症よりも、てんかん発症リスクが一・八五倍高くなると報告されています。治療としては新規抗てんかん剤が推奨されています。

以上、日本神経学会監修の認知症疾患診療ガイドライン（医学書院）を参考にし、私の感想も入れ記載しました。

別に、河野和彦医師らによる認知症の治療法が提唱されています。私も進行性核上性麻痺やレビー小体型認知症に適用してみましたが、残念ながら無効でした。認知症を含む神経疾患の治療は困難です。専門医師に紹介しても治療法がない時など、試してみる価値はあります。

次に、アメリカのブレデセン博士の新しい治療法（リコード法）を私の感想を交え紹介します。彼はこの治療法によって早期なら約九割が回復したと報告しました（『アルツハイマー病　真実と終焉』デール・ブレデセン著）。彼によると、アルツハイマー型認知症は、例えば、梅毒による認知症のように、単一の原因で起こるのでなく、多くの種類の原因によって、慢性的（二十年）な危害が加わっており、その防御反応としてアミロイドβ蛋白が作られ、防御できない状態になってはじめて、認知症が発症すると報告しました。つまり、病気の原因ではなく、正常な防御反応であったアミロイドβ蛋白が過剰になってしまい、脳を守るはずであったのが、逆に脳を破壊するに至ったというのです。例えば、空気が汚れている部屋（脳）に観葉植物（アミロイドβ）

があると、部屋の空気を綺麗にしてくれて心地よいのですが、植物が増え続けた結果、ジャングルのようになり人が住めなくなったような状況です（細胞死）。二〇一〇年にジャックは、アミロイドβの異常が先行し、それに続いてタウによる神経細胞障害が出現し、さらにこれらに引き続いて脳構造の異常・記憶障害・臨床的な機能異常が順次出現するというアミロイド仮説を発表しました。この仮説をもとに多くの治験が行なわれてきたのです。ブレゼデン博士はこれを真っ向から否定したのです。前述の治験の報告もあり、どちらが正しいかは将来に持ち越しです。

ブレデセン博士は、アルツハイマー型認知症に対して、三十代後半からもたらされている脅威を三つあげ、それらを治療することが、根本的治療であると提唱しました。三つの脅威とは、慢性的に被害をもたらしている「炎症」、「栄養不足」、「毒素」です。

ブレデセン博士が提唱している脅威の項目と対処方法について、私が納得できるものを紹介します。

①炎症

炎症と言っても、脳炎、髄膜炎などとは異なります。これらはいわば全面戦争です。一方アルツハイマー型認知症をもたらす炎症とは小規模の戦闘が二十年もおきている状態です。持続感染です。副鼻くう炎（蓄膿症）、鼻炎、虫歯、歯肉炎、口内炎、耳の炎症などが脳に波及する危険性がありますので、それらがある場合、徹底的な治療が必要です。

アルツハイマー型認知症の脳には多種類の病原体（カビ、ウイルス、細菌）が少量見出されています。つまり、アルツハイマー型認知症は単一の病原体によってもたらされたものではなく、いろんな病原体の進入に対する防衛反応と推測した根拠でもあるようです。

炎症は食料品でも起きます。正常では、異物が口から入っても便と一緒に排泄されますが、よくない食事を取っていますと腸管壁の中に浸み込む穴が出来、そこから異物が吸収され、血管を流れ、炎症状態を作ります。これをリーキーガット（腸もれ）症候群と言います。自己免疫疾患（リュウマチ、血管炎など）に繋がると指摘されています。予防の第3章七、八を読みなおし、食事に留意しましょう。

②ビタミン

i、ビタミンDは認知機能低下に関連しています。太陽の光で作られます。私は仕事に行く前に、短い間朝日に向かって立ち、両手を広げ全身に太陽の光を浴びています。全身に太陽のエネルギーを吸収させたいのです。浴びる時間が短くて意味がないのかもしれませんが、爽快です。

ii、ビタミンEは細胞膜を保護し、認知機能の低下を遅らせるという報告があります。

iii、ホモシステイン値を下げましょう。メチオニン→ホモシステイン→メチオニンという循環を円滑にするのはビタミンB12、ビタミンB6、ビタミンB9（葉酸）などです。これらが不足するとホモシステインが増え、脳にダメージを与えます。アルツハイマー型認知症の重大要因です。ですから、これらのビタミンが充分量である必要があります。

③糖尿病

糖尿病とアルツハイマー型認知症の関連は強く、糖尿病にまだなっていなくても厳しいコントロールが必要です。目標は空腹時インスリン値は四・五μ IU／㎖以下、HbA1C五・六％未満、空腹時血糖値七〇〜九〇㎖に下げておくことが必要だそうです。

④ホルモン

i、甲状腺の機能が低下すると認知機能が低下しますし、アルツハイマー型認知症では甲状腺の機能が低下していることが多いので、必ず検査を受けましょう。低値ないし、正常下限ならば、処方が必要です。血液監査で容易にわかります。

ii、エストロゲン（女性ホルモン）が低いと認知機能が低下しやすい。最適化が必要です。薬以外の対策は大豆、ビタミンE、ビタミンB6を含む食材を取ることです。

iii、テストステロン（男性ホルモン）が低いと認知症のリスクが高まります。薬以外の対策には、運動、良質の睡眠、ビタミンD・亜鉛の摂取などがあります。

⑤金属

ⅰ、亜鉛が低下していますと、味覚低下だけではなく、認知症になり易くなります。世界人口の四分の一にあたる二十億人に亜鉛低下が見られると推定されています。亜鉛欠乏は高齢者に広まっており、アルツハイマー型認知症ではさらに低くなっています。食物では牡蠣、レバー、肉、サバ、イワシ、カボチャなどに多く含まれています。もちろん、亜鉛吸収低下の一つの原因は年齢による胃酸の低下があります。ビタミン、ミネラル、食物繊維が豊富で栄養価が高い玄米など精製されていない穀類は、亜鉛の吸収を低下させてしまいます。亜鉛値の測定と、亜鉛剤の投与は保健適用されています。

ⅱ、水銀、鉛、砒素、カドミニウムも認知症と関係があります。これら有毒な重金属を含んでいる可能性のある地下水などの使用はよくありません。

⑥グルタチオン

グルタチオンは三つのアミノ酸から成るトリペプチドの一種で、身体の中のほとんどすべての細胞に含まれ、身体のサビ取り（抗酸化作用）、アンチエイジング（老化防止）に有効であることから、認知症の治療に、注射液が有効なときがあります。

ブレデセン博士はそのほかにも多くの脅威を提示しています。血液検査の異常は正常化するのではなく、かなり厳しいコントロールを行い、最適な数値にする必要があると説いています。ただし、過剰がもたらす異常反応がありますので、その分野の専門医師と相談しながらの治療が必要です。

二、レビー小体型認知症

治療可能な認知症です。高血圧や糖尿病とは違い、比較的新しい疾患名であり、まだ確立した治療法はありません。さらに、この疾患は薬物過敏性を持つゆえ、治療がより難しいと言えます。この疾患の特徴は、変動する認知症、具体的な幻視、パーキンソン症状です。

認知症に対してはアルツハイマー型認知症で説明したアセチルコリンエステラーゼ阻害剤やMNDA受容体アンタゴニストの有効性も報告されています（*164*ページ〜*166*ページ参照）。これらの薬は妄想、幻覚、夜間異常行動、食欲異常などの周辺症状にも有効なことがあります。

幻覚、妄想、不安症状、不眠、易怒性など高揚しているときには抑肝散やグラマリール（チアプリド）を使います。精神症状が酷い時は非定型抗精神病薬のセロクエル（クエチアピン）、エブリファイ（アリピプラゾール）、ジプレキサ（オランザピン）が有効です。暴力をふるう人にはリスパダールを用いています。これらはパーキンソン症状の悪化が少ないと言われている薬ですが、普通より副作用が出る頻度が高いことに注意が必要です。REM期睡眠行動異常症（*73*

ページ参照）にはランドセン（リボトリール）が有効です。それが使用できないときは抑肝散、ロゼレム（ラメルテオン）、アリセプト（ドネペジル）を使っています。

パーキンソン症状には少量のＬ‐ドパ製剤（イーシードパール、ネオドパストンなど）が第一選択剤です。トレリーフ（ゾニサミド）二五ミリグラムを一日一回、Ｌ‐ドパ製剤との併用で投与した場合の有効性が立証されています。また、幻覚が目立たず、夜間の寝返りやトイレに行くときに難渋するときは少量のドパミンアゴニストのニュープロパッチ（ロチゴチン）、レキップ（ロピニール）、ミラペックス（プラミペキソール）などが有効なときがあります。この場合、特に、幻覚などの副作用に注意が必要です。あと、ＭＡＯ‐Ｂ阻害剤のエフピー（セレギリン）やアジレクト（ラサギリン）やアデノシン受容体拮抗薬のノウリアスト（イストラデフィリン、Ｌ‐ドパとの要併用）も使用してみる価値は高いと思います。

前述しましたように、この疾患には薬物過敏性がありますので、薬は添付文書記載の初期量の１／２〜１／３程度から始めましょう。増量も慎重にしてください。むしろ少量の方が有効な症例があります。増量の段階で急激な悪化が起きたならば、環境の変化、感染症、脱水などの代謝性疾患、便秘、不眠などの影響を考慮する必要もありますが、第一に薬の副作用を考え、減量ないし、中止が必要になります。

三、血管性認知症

脳梗塞を再発させないことが重要です。血小板凝集抑制剤が使われています。出血の既往、微小出血がある場合は使えませんので、最低MRIでの確認が必要です。いくつかの薬が利用できますが、プレタール（シロスタゾール）は出血の副作用も少なく、認知症の改善が報告されています。

認知症に対して、アルツハイマー型認知症の治療と同じアセチルコリンエステラーゼ阻害剤やNMDA受容体拮抗薬が使われ、有効性が確認されています（*164*ページ〜*166*ページ参照）。イチョウの葉のエキスもアルツハイマー型認知症同様、有効と報告されています。

その他、攻撃性、興奮、暴力、幻覚、せん妄、徘徊などに抑肝散、グラマリール（チアプリド）を使います。さらにそれらが酷い時はレビー小体型認知症で紹介しました非定型抗精神病薬を使います。逆に、気分が落ち込み、意欲が低下しているときはサアミオン（ニセルゴリン）やシンメトレルが有効です。

脳梗塞の大きな危険因子に高血圧があります。中年期では厳しい管理が必要です。ただ、高齢者になりますとそれほど厳しい必要はありません。降圧剤で治療中の認知症や軽度認知障害患者では、なんと上の血圧が一二八㎜Ｈｇ以下の患者が一二九以上の患者より知能低下が進んでいたのです。私の外来でも降圧剤を服薬している新患の患者さんで上の血圧が一〇〇以下の方をみかけます。血圧が低いという事は、高齢者の場合、脳に十分な血液がいかないという事ですので過度に降圧をしないように注意してください。

おわりに

認知症キャラバンメイトの依頼によりこの本を書き始めたのが四年前です。若いときから、五木寛之作の「青春の門」のような小説を書きたいという夢を持っていました。そのために、事あるごとに、そのときの状況や思いを書きためてきました。今回、予防の第3章は私の経験を通し随筆的に書きました。若いときから書いてきた文章を読み返してみましたが、自分本位で、文章に味がなく、残念ながら、採用できませんでした。現在、六十歳代になり、多少なりとも経験を重ね、医師という立場から多くの患者さんの人生にかかわり、改めて本を書いてみようと思いました。

ところで、認知症と一番相関しているのは年齢です。高齢になると誰しも認知症になる危険性が極めて高くなります。高齢者の認知症は脳の老化が他の臓器の老化より進んだ状態と言うこともできます。超高齢社会となった日本では認知症を無視することはできません。

ですから、まず認知症の予防が大切です。予防は出来ます。そして、もし認知症になっても、早期なら治せる時代に突入しました。進行して、徘徊症状が出ても、お互いに、にこにこと接することの出来る「やさしい街」の実現を目指すことが大切だと思います。その第一歩はみんなが認知症を理解し、笑顔で接してあげることです。毎月二十四日を、ニ（2）ンチシ（4）

ョウの日に制定し、みなさんが認知症患者さんや独居老人に声かけやお誘いをする日にしてはいかがでしょうか。この本が「家庭に一冊、永久保存版」として、お役に立てることを願っています。

最後に、オレオレ詐欺の寸劇で私と共演していただいた久留米大学脳神経外科教授森岡基浩先生、共演とシナリオを書いていただいた前久留米大学精神科教授森田喜一郎先生、私の原稿を高く評価していただいた図書出版のぶ工房の遠藤順子様の三名はもちろんのこと、多くの人の手助けをおかりし、ここに上梓できたことを皆様に心から感謝申し上げます。

笑顔の認知症——索引

索　　引

（よくある質問を含む）

あ 行

か 行

さ 行

た 行

な 行

は 行

ま 行

や 行

ら 行

わ 行

ISBN 978-4-901346-64-1

笑顔の認知症

平成三十年（二〇一八）十一月十一日　初版第一刷発行

著　者　音成龍司
発行者　遠藤順子
発行所　図書出版のぶ工房
〒八一〇―〇〇三三　福岡市中央区小笹一丁目十五番十号三〇一
電話　福岡（〇九二）五三一―六三五三
郵便振替　〇一七一〇―七―四三〇二八

印刷所　オムロプリント株式会社
製本所　長崎紙工

定価はカバーに表示してあります。乱丁・落丁は小社あてにお送りください。送料小社負担にてお取替えいたします。

一般財団法人 やさしい街

ロゴ©
音成美緒

久留米大学精神神経内科　主任教授　**内村直尚**

認知症は若い頃より忍び寄ってきます。でも心配はいりません。家族やまわりの笑顔に包まれ、日常生活を正し、認知症予備軍になるうつ状態を避け、身体を整えていけば、認知症は予防できることが分かり、さらに早い時期ならば治る時代へと突入しました。この教科書は認知症に関係のある人だけでなく、子どもや若者にも読んでもらい、一世帯に一冊と常備されることをお勧めします。きっとお役に立てると思います。